战胜 抑郁

心理治疗手册

1

6位抑郁症患者
触动人心的自愈故事

蔡香蓣　李文瑄 ————— 著

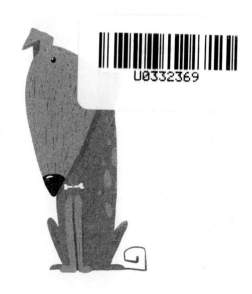

U0332369

中国法制出版社
CHINA LEGAL PUBLISHING HOUSE

罹患精神疾病之前，每个个案案主都有他独有的、于不同生命阶段中的苦难。

然而，对身处其中的案主而言，这并没有什么意义，它就真真实实地存在于该生命洪流之中，抓不住也得不到脱离这恶流的任何浮筒，只是任由它载浮载沉。

这份无奈是他们生命中的共同点。

蔡香蘋

最难的选择，垦荒的情怀

圣诞快乐！新年快乐！

如果有人问："快乐是什么？"必然会得到无数不同的答案，因为快乐是一种多么绝对主观的情绪，它，是没有标准答案的。

在生活调适爱心会，我们对"快乐"二字另有一番定义："快乐，就是生理和心理都处在和谐而平衡、自然而舒适的状态。"

对身心严重失调、生活脱离常态的抑郁症患者而言，快乐的另一端岂是"不快乐"三个字而已？那种比黑暗还要黑暗、比绝望还要绝望，如坠炼狱、虽生犹死的感觉，是极具毁灭性的精神酷刑，足以让人意志瓦解，缴械投降。

多年来，我接触到众多来自各行各业、不同生活背景的病友，发现抑郁症"渗透力"之强，完全没有年龄、性别、职业、名位、学历之分。换句话说，只要是一个有思维、有知觉、有情绪、有欲求的人，皆有罹患抑郁症的可能。

对疾病的成因、病理和治疗方式，本书作者之一李文瑄医生自有解释，我不再赘述。我只单纯站在对"人"的关怀立场上，去探索抑郁症蜿蜒曲折的轨迹。

在访谈中，有一两位朋友甚至愿意以真实姓名现身说法，但是我基于保护对方隐私权的考量，坚持使用假名书写，这样的安排如同美国"匿名者戒酒协会"的成员隐名的助人方式一般，完全无损于其中可贵的情操。

过程中为了尊重这六位朋友，除了我亲自访谈，文稿完成后还让他们亲自阅读或听我电话读诵，同时安排他们和李文瑄面谈或电话访谈，以保持评论内容的客观性和可靠性。

我以无比慎重、严肃的态度，真挚、感恩的心情来完成每一篇故事，以书中六位朋友为例，包括市场小贩、公务员、餐厅经理等，虽然其中有些生活经历和成长背景是我自己从未真正体验过的，但是在访谈和写作的过程中，我的内心情感融入他们的故事中，仿佛也跟着走了一次次相同的人生路，感受着一个个鲜活的生命，如何因着本性和体质、环境和命运的交叉牵动而崩塌陷落，又如何从支离破碎中重建自我尊严，改写人生剧本。

我用第一人称写作，除了少部分人事资料背景略有变动外，我尽力保留自述人的真实心境和情感，以患者自身观点去回溯整个历程，这或许与医疗客观的病理研判有所差异，但我相信它可能更接近病症的真相。而李文瑄在每一篇文章之后，赋予精辟而易懂的专业诠释，适度地平衡了理性和感性的两端，增添了本书的可读性，可谓别具风格的搭配。

我所认识的李文瑄，是位才华横溢的精神科医生。他的几本著作引领我一窥精神分析、心理治疗之堂奥，其专业且敬业的论述令我由衷赞佩。有他一起参与本书的撰写，不但丰润了本书的质感，而且呈现了"人性关怀"和"医学病理"的结合、"自助体系"和"医疗体系"的合作。在市面上众多抑郁症相关书籍中，这算是一种开创性的尝试。

常常目睹曾经掉落"人生黑洞"的朋友，从心灵暗处走出来，因重见阳光而绽放的第一次笑容，希望这份笑容出现在更多朋友脸上。

|01

快乐是我的奢侈品
——怀恩的故事

在外人看来，很容易认为我是个吃不起苦、好高骛远的人。事实上，我是和身心症状长期作战，求生本能驱使我努力地走在正常生活的轨道上。但另一方面，那种说不出的倦怠消沉、无力、虚弱也摇撼着我的意志。我有时会萌生一种"生不如死"的灰色念头……

4　活在害怕失去父亲的阴影中

7　曲折的求职历程

13　童年的梦魇成真

16　与抑郁共枕

20　寻求一个答案

24　找到那把开启谜底的钥匙

28　**专业观点**

29　理想和野心的差距

31　嫉恨心是精神障碍的祸首

32　精神官能症并非无病呻吟

33　团体治疗可以更好地认识自己

|02

人生没有完美这回事
——陈敏敏的故事

一位同学用嘲弄的口气说："你知道吗? 刚才老师在旁边看到你的手在抖呢!"在场的同学都笑了起来, 那不留情的笑声证实了我的手抖已经公之于世、无所遁形。我双手颤抖、出汗、心悸、身体冰冷⋯⋯

38　黑色序曲

39　抱着猫哭泣的小女孩

42　初恋与自尊

44　失学和失恋

47　樱花盛开时

50　我休学了

53　手抖的梦魇

59　过着自我囚禁的生活

63　从焦虑转成抑郁症

69　自己是最好的治疗师

72　**专业观点**

72　无法达到的理想形象

73　被赞赏、被鼓励的需求

75　察觉人格脆弱面, 走出困境

03

生命的龙卷风
——若晴的故事

医生的诊断是更年期型抑郁症，主要症状不是更年期障碍，而是来自抑郁症。我的状态大大超出自己所能理解的范围，说是中邪还比较贴切……

80 仲夏夜的噩梦

81 以为得了重感冒

83 我是不是疯了

85 是更年期障碍吗

87 被诊断为更年期型抑郁症

89 持之以恒是我的武器

91 家属、朋友的支持是一种力量

94 最黑暗的一段路已经走过

98 生命的龙卷风

102 **专业观点**

102 抑郁症的发生及程度因人而异

106 药物、心理治疗双管齐下

|04

意外的礼物
——阿海的故事

面对一连串变故，如果在平时身心健康的状况下，我应该有应付的能力，但是身心已经疲惫不堪的我，失去原有的抵抗力，刚好让抑郁症有机可乘。这推翻了一般社会大众对抑郁症的主观印象："是一群悲观软弱、多愁善感的人才会罹患的心理疾病。"

112 不爱读书的傻小子

114 我的新婚妻子有"躁郁症"

117 曾经有过离婚的念头

120 到警察局领回游荡街头的妻子

122 睡在卫生纸堆上

125 屋漏偏逢连夜雨

128 抑郁症找上门

132 原来我可以过得更好

136 **专业观点**

137 精神疾病与生活压力绝对相关

138 调节压力，转忧郁为力量

140 忧郁的表现，常是人格提升及进步的前奏

05

女孩慢慢走
——小真的故事

曾经以为失去婚姻，人生就不完整。低头看看戴着人工肛门的自己，此刻我却换个角度想：如果为了身体的完整，不愿意切除那段布满癌细胞的坏肠子，我的生命力将被不断蔓延扩散的癌细胞侵蚀，直到毁灭。有时割舍是为了生存。

144　我多么想活下去

146　爱错、错爱

150　失去母亲的女孩

154　羽翼未丰，却离巢而去

157　如飞蛾扑火，注定失败的婚姻

160　终于我病倒了

164　走上心理治疗的路

170　向上天喊价，让我多活几年

175　**专业观点**

175　抑郁症与人格、心理发展史相关

177　建立自尊，才能拥有健康的人际关系

|06

黑夜迷路的小孩
——李芳的故事

医生曾说，只要我的记忆有片刻空白，就证实是精神分裂症了。我不懂是否有其他可能，但如果坚持"我没疯"，更会被认定是没有病识感。当时我又退一步想：就算是精神分裂症，我只要有"好起来"的决心，相信有一天也能摆脱这个病名……

182 变形的童年

184 被诊断为精神分裂症

188 再度住进精神科病房

191 病房奇景

193 决心找出问题根源

196 我是妈妈的情绪配偶

200 离开原生家庭，走入婚姻

205 正式被诊断为抑郁症

208 学习接受人世间的不圆满

211 **专业观点**

211 脆弱自体敌不过现实压力

214 从别人眼中看到自己

只有自己才是你最大的敌人，
所以也只有自己才是你最好的治疗师。

01

快乐是我的奢侈品

——怀恩的故事

有一天，我努力地拉扯嘴角，想挤出一点
笑容，这时发现自己脸部的肌肉僵硬得像
一层厚厚的壳。我用力地拍打脸颊，想让
自己痛哭一场，但是被冻结的泪腺已然失
去制造泪水的功能。

抑郁的极致，是从躯壳到灵魂都完全麻
木了。

快乐，在此刻对我而言，也就变成比名车
豪宅还要难买的奢侈品。

活在害怕失去父亲的阴影中

我在南部一个淳朴、美丽的乡村长大，父亲是当地一所小学的老师，靠微薄的薪水养大我们十个小孩，我排行老幺。

常听母亲说，我出生时身体就特别瘦弱，连哭的声音都有气无力，她很怕养不活我，那年父亲已经四十九岁，母亲也只比他年轻一些。在乡下多数人比较早婚，以父母亲的年纪通常已经是祖父母辈了。

小时候，我很羡慕邻居的小孩，都有年轻、健康的父亲可以带他们一起骑脚踏车、打球、奔跑嬉戏……我常坐在屋子的廊檐下，呆呆地看着隔壁家那个有着宽厚胸膛、修长双腿，像个年轻运动员的爸爸，一手抱着大篮球，一手牵着他的儿子从我家门口经过。

这个时间，我的父亲大都坐在屋子最里间的书房看书，直到晚饭时间才会出来，他根本不知道，我多么渴望他能走出房间、走到阳光下，陪我在院子里跑一跑、跳一跳。

兄姐们年纪比我大很多，各人有各人的世界，不大注意我这个闷不吭声的小弟弟。

母亲在厨房忙做一大家子的晚饭，顶多唤我一声"阿仔，不要乱跑，就快吃饭了"，转身又忙了起来。

有时我觉得很无聊，跑到父亲的书房门口想叫他，却总是看他坐在昏暗的书房一角，眉头紧蹙的侧脸没有一丝笑容，偶尔发出几声咳嗽打破宁静而冷肃的空气。

当时，我不由自主地心慌，一个念头浮上脑子里："爸爸会不会生病了？爸爸是不是快要死掉了？"那个念头一旦冒出来，从此就如魔咒，再也赶不走。

记得有一天晚上，我从梦中哭醒，哭得好凄惨，母亲从隔壁房间跑过来安慰我，我说我看见父亲得了重病躺在床上，我好伤心啊！"爸爸快要死了。"我叫着，以为梦中情境是真实的。童年的我，一直活在害怕失去父亲的阴影中。

父亲受的是日式教育，平日不苟言笑，律己甚严。我从懂事以来，从不曾看他对人说话大声或无礼，乡亲们都尊敬他是个教学认真负责的好老师，我心里也以父亲为傲。可惜父亲个性太严肃、太沉闷，孩子们常不知道他在想些什么，不知道如何亲近他。

母亲则每天忙着料理家事、照顾十个小孩。她本性勤快，又爱干净，一大早就开始忙个不停，整天的活动量很大，晚上一躺下去就听她呼呼大睡，是个乐观开朗的妇人。

喜欢安静而多愁善感的父亲，和她恰恰相反。两个人好像来自不同的星球，却能够和平相处一辈子。

邻里亲友的眼中，这是一个幸福的家庭。可是我把焦点摆在父亲的高龄上，拿一个放大镜去看他的苍老、衰弱，小小心灵里充满担忧、害怕，很缺乏安全感。

上了小学和初中后，这个问题扩大成对自己身体的不满意。即使在发育期，我的个子也总比同年龄的孩子瘦小，很多剧烈运动都没有足够的体力参加，内心开始产生自卑感。

我相信是父母年纪太大生下我，遗传基因就不健康。高龄的母亲又没有足够的母乳哺育我，可说是先天不足、后天失调。怨恨的种子埋在心灵深处，悄悄地发芽，我不但不懂得挖除它，而且用不断钻牛角尖的负面想法去浇灌它。

高中时，我很喜欢隔壁班的一位女生，清秀的脸蛋，圆润的身材，我常从教室窗外偷偷地看她，很想和她说说话，是一种属于少年情怀的遐思。不久，看她身边有了男朋友，又高大又健壮，还是学校球队队长，我对自己天生瘦弱更感悲哀，因为那是一种无从努力、不能改变的事实。

不知是因体弱多病，还是资质平庸，我在学校的功课一直不好，高中毕业后，只能考上二专。那时住在学校宿舍，每到放假日我从不和同学出去玩乐、郊游，总是尽可能搭车回乡下陪伴父母。回家后，常看到父亲躺在床上唉声叹气，嘴里叫我不要担心，他没事的……

星期一一大早离开家门返回学校的我，坐在颠簸摇晃的客运车上，脑子里一直浮现着两鬓飞霜的老父身影，心情沉重得不像才二十岁的青年人。

曲折的求职历程

我读二专时，兄姐们大都有很好的学历和工作，尤其我的二哥，他从一流高中到大学，从硕士到博士，通过各种级别的考试之后，在政府机关担任要职。我一方面很崇拜他，以他为荣；一方面又自觉远远不及他。

1976年，待在家中苦恼没有一技之长的我，担忧着该如何跨出第一步，走入社会。

此时父亲已经七十多岁，他对身为老幺的我多少有些疼惜、纵容，并不会逼我赶快出去赚钱。

每天看到垂垂老矣的父亲，对他的爱和怨总是同时在我心中角力。

我的姐夫介绍我到一家大型电器制造厂担任"生产管理"的工作，管理仓库的零件，随时盘点补充存货。这家公司的薪酬办法不承认二专学历，我的情况只能从高中程度起薪。我自认有能力胜任这份工作，但因刚一开始就被贬低，对我的自尊是个很大的打击，第一天上班心里就不舒服，在工作上也无法得到成就感。而且公司较重视那些电机科系毕业的大学生，我感觉再待下去，毫无前途可言，顶多混口饭吃罢了，一年后就辞职了。

二哥不愿意看我困在家中一副意志消沉的样子。他的一位好朋友是一家知名饮料公司的老板，就让我到他朋友的公司上班。

其实公司并没有空缺职位，老板叫我在里面等机会，替我安排一个位子，一上班坐在那里没有事做，去了几天，自己觉得很不好意思，年纪轻轻坐着等领薪水，公司还供应午餐，心想别人是否会批评我是公司的蛀虫。

老板安慰我不要急，他会观察我适合何种职务再替我安排。如果我已经五十岁，对这种工作也许求之不得，觉得是自己的福气；但是当时才二十多岁的我，人生才刚起步，坐领干薪的滋味岂能好受？我曾想辞职，老板却坚持要我留下来，使我感到很大的压力，最后只好采取下下策，趁老板出国接洽生意时，不告而别，一走了之。

以人情义理来看，我辜负了他的一番好意，心里为此深感歉疚。回到南部家乡，我情绪很低落。每天翻报纸的招聘启事，不得不承认自己的学历和才能在职场上很难获得理想的好工作。

曾有半年时间，我在乡下一间做凉椅的工厂工作，对生产过程很快就进入状态。他们靠机器将进口的不锈钢成型后，装上专用布料，制作成结构简单而又实用的凉椅。其中没有什么高深的技术可言，没多久我就兴味索然。

半年后，我又去应聘一家成衣厂，顺利地被录用，薪水和工作性质我都还可以接受。工厂的大宗布料由老板的儿子亲自去取，我负责零件采购，如衣服的吊牌、纽扣、丝线、塑料袋等，还兼管理工作，和我所学的较符合。刚开始我做得很起劲，老板也可能看我老实可靠，很多事情放手让我去做，工作量便越来越大。

当时台湾地区成衣的内外销都处在兴旺阶段，一批订单下来，工厂上下赶货赶到天昏地暗，我开始有些应付不来。但我个性内向退缩，不敢向老板要求调薪，一人被抵两人用，生理上负荷不了，心理上也深感不平衡，压抑着很多不满的情绪。

那时姐夫和人合伙做藤椅工厂，我正好有借口辞职转到姐夫的工厂。姐夫人在台北，工厂在南部，偶尔南下巡视。很自然地，我觉得自己有义务帮忙照看工厂。

制作藤椅的过程也不是很困难，但是按压模子要靠体力，所以雇用的工人大都没有受过什么教育，块头大、抽烟、喝酒、嚼槟榔、讲粗话等样样来。

工厂给薪制度是论件计酬，他们会联合做手脚，以少报多，我内心很挣扎，若不向姐夫报告，会觉得有愧于他，要照实讲，又怕工人们知道是我告的状。

有一次，他们下班后去喝酒，喝得醉醺醺地跑到我住的地方踹我的大门，还好当时我不在家，回来后一听此事，心里非常害怕。他们一个个牛头马面、凶神恶煞的样子，我恐怕再待下去连命都要送掉。

我想我对自己体型瘦小的"自怜"，一直影响着我对周遭环境人与事的认知和应对能力。多少年后回想起来，也许他们不见得那么难相处、不讲理，只是自己先入为主，不敢和他们打交道，互相不了解而造成偏见和误解。

后来因为姐夫和合伙人理念不同，南北距离又远，经营上有实际的困难，加上工厂不赚钱，干脆拆伙，我也顺理成章地离开了。

　　在家休息没多久，我又看报纸应聘到一家脚踏车装配厂，担任仓库管理的工作。脚踏车零件很重，比如轮子的金属线圈一箱有四五十公斤，内胎、外胎一捆也有好几十公斤，还有好几种不同的按铃装置、脚踏车的刹车线等，都要装运送到生产线上。虽有两个一起工作的同事，但他们年纪大了，没有什么力气，只能帮忙推推车，我自己要负责装箱，使尽全力一箱一箱地搬运，常弄得汗流浃背、全身虚脱无力。有一次东西真的太重，我一不小心闪到腰，痛得眼泪都掉下来，想到父亲年老，兄弟姐妹又都在台北，我自己在南部有了困难能找谁，心里又慌又难过。

　　我还是不敢向老板表明，我一个人真的做不来这些粗活，也不善于为自己争取权益，要求加薪。情绪上的不平、抱怨都搁在心头，像面团一样发酵膨胀。最后又以惯用的方式，找个借口离开了。

　　那个年代，台湾地区工商业蓬勃发展，工作机会很多，我年轻又不计较待遇，另找工作真的不困难。但是，老是换工作不是长久之计，一次又一次的挫折感对我的身心是一种打击，把我初入社会的那一份干劲和勇气逐渐地耗损掉了。

退伍下来，短短四年之间，我换了七八份工作，其中包括：摩托车厂做了三天、塑胶成型厂做了一个月……工作天数短到离开了都不好意思回去领钱。

那几年，我也亲身经历、目睹了台湾地区经济起飞的奇迹。只不过刊在报纸上招聘员工的工厂大都有它内部的问题，我每次去帮忙清理前人留下来的烂摊子，将它整顿一番后，自己的精力也就耗尽了，我相信等我走了以后，来接我工作的人应该会比较轻松。我跟自己玩这种循环的游戏，其实已经酝酿了抑郁症的根源而毫不自知。

二哥知道我在南部闯荡的经过，本来他要我学习独立，尽量只是关心而不干涉我的选择，但后来看到我跌跌撞撞、走了不少冤枉路，觉得不是办法，这样下去何时才能看到我成家立业。他运用他的人脉资源，把我介绍到一家著名大企业的总公司，在财务部会计科担任记账工作。在二专我修过的会计学分并不多，书到用时方恨少，我被那些借贷账目搞得头昏脑涨，每天抱着账册和一大堆数字纠缠，心里甚感无奈。

童年的梦魇成真

那一年是 1980 年，在乡下的父亲罹患帕金森病，这是一种无声无息、侵蚀力极为可怕的疾病。四年前，他就已开始显得行动不大方便，像美国前总统里根一样，慢慢地从手抖、左右脚不听使唤到记忆力衰退、认知能力退化……医药对之束手无策，无法阻止病情持续恶化。

我和他住在乡下的时候，很多事都不让他知道，就怕他为我操心，但我常听到他躲在房里哭，好像很痛苦的样子。我不明白，虽然他的身体不太好，但是母亲一向贤惠持家、子女们个个事业有成，即使我这个最没有出息的老幺，也是安分守己、力图振作。他究竟为什么痛苦？怨叹什么？是一种老年抑郁症吗？或是他已感应到帕金森病无情地逼近他，企图掠夺他的健康和生命吗？这是一个永远的谜了。

父亲的症状越来越严重，母亲一个人照料他渐感吃力，最后只好把父亲送到台北。先是住在大哥家，兄嫂白天要上班，家里只有母亲一个人。那时父亲走路要用有靠背的椅子推着走，勉强可以在客厅活动一下。后来变成无法走路，生活起居完全靠母亲料理。

兄姐们商量后决定把父亲送到医院，请二十四小时的看护照顾他。医生说这是无药可治的病，我们只能眼睁睁看着他丧失自主能力，开始插鼻胃管灌食物，靠别人为他抽痰、翻身、擦洗、处理尿屎等。

每天下班后，成家的同事们赶回家看老婆孩子，单身的就结伴去唱歌、跳舞、逛街，只有我总是匆匆赶去医院探望父亲。

兄姐们都清楚父亲的病情真相，医生也只会找他们讨论。而我对帕金森病茫然无知，只知道每天下班后去陪伴父亲，待到十点多才回家睡觉。

我常坐在床边看着父亲。有一次他无意识地要用手去拔掉管子，医护人员就将他的手绑起来。他扭动着、挣扎着，也无法脱离那牢牢绑住的布条，最后他放弃了，只在喉咙里发出咕噜的声响，像是在抗议着什么。

"阿爸！"我趋向前轻轻地唤他。他的眼睛微弱地眨了一眨，随即又闭上，漠然没有回应。他完全不认得我了。眼前这个像动物一样被绑起来的人，如同风中残烛、一息尚存的老人，是我的至亲，是我从小就害怕失去的父亲，即使在我接近三十而立的年纪，那种恐惧依然这么清晰而强烈呀！

我不得不承认，我已经失去他了，他根本不知道，坐在身边的人是他最疼爱的小儿子，他甚至不知道自己是谁。

　　我就这样每天到医院面对没有知觉、情感的父亲，看着他一天一天地步向死亡。病情恶化到最后一个阶段如雪崩一样失控，名医良药都不能停止一个生命的急速下坠。

　　我的怨恨心又起，我怨恨上天。

　　我的父亲是个好人，清贫的生活不减损他天生优雅高尚的品格，记忆里他永远是一件洗熨得雪白的衬衫、一条褶痕笔直的蓝色西装裤，略带忧愁的脸是那么斯文有礼。为什么上天让他的下场如此不堪？在人生的最后阶段，走得这么没有尊严？

　　当时的我因历经四五年职场波折，身心十分疲累，到台北刚接手自己不熟悉、性质又烦琐的会计工作。在这种状况下，又长期面对父亲老弱病死的灰暗情境，埋在深处的抑郁症种子，好像找到完全符合生长条件的沃土，快速地冒出芽来。

　　有一天，我走在马路上，想赶公交车到医院，突然一阵晕眩，整颗心好像往下掉落，人顿然失去平衡。感觉自己的身体和精神开始分离，身体似乎不再受意识所掌握……这种感觉产生之后，我整个人就变得很不自在，晚上睡觉不安稳，只要有点噪声就会彻夜难眠。还常常不明原因地拉肚子，一天上好几次厕所。后来又加上偏头痛，痛到抱着头呻吟不已，必须吃"五分珠"止痛。我去看内科，医生诊断后的结果是：消化不良，开肠胃药；失眠，开镇静剂。

与抑郁共枕

1981 年年底，父亲往生了。

童年的梦魇成真，我的内心淌血，却伤心得哭不出来。处在身心已严重失调状况下的我，对父亲的死亡有着和兄姐们不同的复杂情结。很长一段时间，我无法正视这件事，甚至把他的遗照藏起来。

我看马偕医院的身心科、长庚医院的神经内科、国泰医院的精神科，医生都不明说我的病情，只是开一些大同小异的药，吃了以后症状还是时好时坏。

姐姐带我去私人诊所，医生才说是脑神经衰弱。我不懂"脑神经衰弱"是一种病名还是一种症状，因为那些镇静剂吃了只能稍微改善睡眠，但低落的情绪一直存在。

1983 年春天，我结婚了。洞房花烛夜，本来应该是一件喜事，我认为自己应该快乐，却越不快乐。我看到新婚妻子甜蜜的笑脸，内心翻涌着阵阵愧疚。这年轻的小女人嫁给我，期待着我与她共同建立一个幸福的家庭。可是我发现自己是那么贫乏无能，我给不出任何丈夫都做得到的——一份热情。

是的！我的生命就是欠缺一份热情，我是个三十岁的年轻人，但内在藏着一颗早衰的心灵。

只属于两个人的家庭，一开始就笼罩着一层阴霾。我常为了一点小事胡思乱想、扩大解释，而跟妻子闹情绪，妻子常弄不清楚我到底为什么生气，只能手足无措，在身边陪伴着我。属于小夫妻之间的美好气氛，总是被我瞬间破坏了。妻子虽不理解，但能谅解的正面态度使我心中一直存着感激之情。

我自问是个不抽烟、不喝酒的老实人，下班就立刻回家，领了薪水马上交给她，旁人会认定我是个好丈夫。但是，我的情绪阴晴不定，而且阴雨天多过晴天，有时还会来一场狂风骤雨，或者闪电打雷，突然爆发很大的脾气。我这样阴阳怪气的人，自己看了都讨厌，叫妻子如何忍受？

妻子慢慢地更懂得我身心承受的病痛，会主动陪我看医生、拿药吃。常在候诊室等一两个小时才轮到我。医生简单地问："药吃了有没有好一点？"三五分钟就出来，我不敢请求他多给我一些时间，也不满意治疗效果，表面上还得客客气气地千谢万谢，视同救命恩公。看病看到要压抑心里真正的想法，也真是悲哀。

于是，又好像以前换工作一样，我到处换医生，当然越换越没有信心，把自己弄得更加混乱而彷徨。

那时候走路仍然有恐惧感（因为第一次发病就是在走路的时候）。一出门我就会害怕，觉得头重脚轻，走不稳。整个人恍恍惚惚的，真怕被车子撞到，出门简直就像是一种苦刑。

对工作也开始感到无法胜任。我很担心自己头脑不清楚，万一账目记错，后果会很严重。只好向医院拿诊断证明，向公司请病假，留职停薪三个月。医生的诊断就是"脑神经衰弱症"。

这三个月中，妻子去上班，家里只有我一个人，我想尽办法来帮助自己。每天早晨逼自己去公园跑步，回家擦地洗衣、写毛笔字，假日则出去爬山，让自己保持活动状态。刚开始每次要出去，就得天人交战一番，如果顺着本意，我只想躺在床上休息，什么都不想做。但是，父亲生前躺在床上唉声叹气的影子浮现在脑海里，我不愿意自己

18

步他的后尘。

三个月后销假上班，身心的症状稍有改善，只是觉得自己实在无法集中注意力在数字上。主管很能体谅我的病，常安慰我不要太紧张，若是不舒服就到外面走一走再回办公室。他对我越体谅，我就越自责，最后又走上辞职一途。

这时儿子已经出生，我不能不再找工作。哥哥也不责怪我，很快地介绍我到台北市第一家农产运销公司经营的超级市场，负责仓库管理和收摊位租金。当时老百姓对这种形态的超市大感好奇，每逢假日四面八方的老百姓开车来购物，公司附近的马路上塞满了车潮和人潮。我的工作很忙碌，而且假日不能休息，和我们家庭的作息时间不协调，影响了我和妻儿的生活品质和情感维系。经过考虑之后，不到几个月我再度辞职。

如此一再地从职场上撤退，再出发，又撤退……外人看来，很容易认为我是个吃不起苦、好高骛远的人。事实上，我是和身心症状长期作战，求生的本能驱使我努力地走在正常生活的轨道上。但另一方面，那种说不出的倦怠、消沉、无力、虚弱也摇撼着我的意志。我有时会萌生一种"生不如死"的灰色念头。

最后，兄姐们讨论，一致认为最适合我的职业是：工作时间固定、升迁有制度、不能太粗重的工作。结论是政府机关最适合我。

在二哥的帮忙下，我幸运地进入政府机关，从聘雇到通过考试成为正式公务员，职场浮浮沉沉许多年，终于安定下来了。

寻求一个答案

病症在起起伏伏中，始终如影随形跟着我。一年拖过一年，妻儿也都适应了我的情绪变化，习惯了我的阴暗面貌。从新婚时两人相对而泣、无语问苍天的哀凄画面，变成与抑郁症共枕，"久病成自然"地过日子了。

这期间我也不断地寻求答案。从佛教到基督教，甚至岳母还到庙里求香灰给我喝，只要有一丝希望就去试。但显然都没有切中抑郁症的要害，反倒产生更多挫败感。我怀疑这是终生摆脱不了的疾病。

1995年一个偶然的机会，我看到报纸上刊载生活调适爱心会的报道，才知道台湾有这么一个协会在帮助身心受苦的朋友。通过爱心会的转介，我去看一位年轻的女医生。她听了我的叙述后，断定我是"抑郁症"，她开给我一种抗抑郁剂，这是我第一次得到了清楚的答案，解开多年来的困惑。所谓脑神经衰弱就是自主神经失调，也是抑郁症的副产品，也难怪光是服用镇静剂、安眠药、肠胃药根本不能治好我的病，拖了十几年把自己弄得像未老先衰的小老头，人生毫无乐趣和希望。

我服用抗抑郁剂一个月后，效果出乎意料地好，我和妻子都十分赞叹这种药的神奇力量，居然能让一个长期困在泥淖的人开始跨出一大步。

慢慢地，情绪从谷底往上提升，停留在一个令人满意的标准，至少我有了发自内心的笑容。加上食欲增进、睡眠改善、体力增加，我很珍惜这样的进步。

对症下药后，自觉身心健康恢复了六七成，最重要的是重建自信心，以为从此可以摆脱抑郁症的纠缠。

我错估了抑郁症的诡谲多变，才刚刚天晴，瞬间又乌云密布。大约过了两年比较舒服、轻松的生活，不料就在1998年初，工作单位发生一件重大采购弊案，我虽然没有牵连其中，但因职务关系，必须出面作证。处在法律和道德勇气、良知和人情义理的心理冲突之间，我感受了极大的压力，于是又发病了，肠胃不适，每天拉肚子，夜晚常在噩梦中惊醒，一醒过来身体就像躺在针毡上，每寸肌肤都刺痛着，短短 个月体重减轻了五公斤，感到整个人一直在缩小……后退……快要被逼到墙角了。

我再回头去找医生，她愿意为我做一对一的心理治疗，每星期安排一次时间。在治疗中，她引导我挖掘内在的问题，从出生后成长过程中的点点滴滴一路探索。感谢她的亲切、耐心，帮我度过那一段黑暗期，使病情渐渐好转起来。

心理治疗的半途中，医生要我停药，我没有问原因。或许她认为我的心理问题已减轻，已不再那么需要药物了。不久，一对一心理治疗结束，但我的症状好像没被打死的野兽，反扑的力道比以前更加凶猛。

照理说，我应该回去和医生商量，她一定会再为我调整药物。可是我的习惯性思维和行为模式使我不敢向人表达自己的需求，担心会让对方不悦，最后总是选择"离开"。

这时期的我已是坐立不安，报纸、电视都看不进去，每天晚上躺在床上，远在客厅墙上时钟的嘀嗒声都听得到，只好把时钟的电池拿掉。我甚至连一根针掉到地上也听得一清二楚，神经非常敏感。

在办公室，我已无法做任何事，简单的一份公文都无法静下心来看。有一天早上，我从家里出发想去上班，走到巷口，突然天旋地转，差点站不住。我打电话向爱心会志愿者求助，她叫我到住家附近的医院找位医生，她随后就赶来。当时我两眼模糊而呆滞，连写自己的名字都很困难，一张初诊资料表格，我抖抖颤颤地填了半天才完成。

我漫无头绪、六神无主，护士一个命令，我一个动作。医生看情形不对，叫我请假一个月好好地休息。我回家告诉妻子我想辞职。我的服务年资不长，补偿金顶多数十万，如果不是撑不下去了，我不会贸然辞掉这么稳定的工作。

妻子问我："辞职后你一个人在家要做什么？是不是反而让自己更沮丧？"我回答不出来，只知道我无法上班，在办公室连一分钟也待不住。

妻子不知如何帮助我，这样凶猛的发病已经超过她的理解范围，我像个行尸走肉，不但摆臭脸、发脾气的力气都没有了，而且好像连哭和笑的本能也失去了。

向工作单位先请一个月的假后，在医生和爱心会志愿者的建议下，我参加每周一次的团体心理治疗。

此时的我不像上次一对一个别治疗时，可以侃侃而谈。在团体中，我只是呆呆地坐在那里，他们说些什么好像都和我无关，我只顾着想一个月之后又该怎么办。各种治疗都试过了，如果再好不起来是不是无路可走了？

我的症状又加上便秘，常要买通便剂来帮助排泄，还有体质性的鼻子过敏也很严重，就算使用通鼻子的喷剂，也只有短暂的轻松。

全身上下没有一处舒畅，日日夜夜被这样折磨着，如果不是顾念着妻儿，真的很想走上绝路，从此解脱痛苦。

兄姐们又为了我再度召开家庭会议，本来想联手帮我，但是说来说去找不到着力点。我的房子没有贷款压力、妻子性情乐观又贤惠、孩子乖巧懂事，夫妻两人的薪水加上原有的积蓄，生活上绰绰有余，究竟我有什么大不了的烦恼？他们实在想不通、搞不懂。结论还是要靠我自己去解开心中的结。

找到那把开启谜底的钥匙

我在团体治疗中认识了几位好朋友，包括爱心会的志愿者。我们平时也常有联络，互相关怀、打气。在谈话中，彼此很容易得到共鸣，获得一些启示。

渐渐地，我不再那么注意自己的身体症状，转而去思索自己发病的远因和近因。十八年漫长的抑郁症史，应该是心理和生理、性格和环境交叉影响造成的，因为一直没有找到治本的方法，长期拖下来把我人生最精华的青壮期都葬送了。我不希望自己的后半生再如此过下去了。

在心理上，我看到了其中幽微难解的情结。

父亲去世已经十多年了，我仍不敢正视他的遗照，表面上似乎是我怨恨未消，气他为什么快五十岁了还要生下我，让我饱受害怕失去他的痛苦；而且他给我一个弱不禁风的瘦小身体，害我一直无法与人公平竞争，还把他的忧郁人格特质遗传给我，使我一生尝不到快乐的滋味。

再往更深处看，其实我不敢面对自己的怨恨心，它使我产生一种强烈的罪恶感，觉得自己很不孝。

另外，我有一个出类拔萃的二哥，在社会上有名望、有地位，我既崇拜又羡慕他，下意识地要求自己不能输他太多，这种压力使我在工作上拼命努力，不断想从新的工作中证明自己的能力，但又因先天资质不足和后天环境不良，我屡败屡战、屡战屡败，与二哥差距更远，从而产生更深的自卑感。

在性格上，我的依赖性和好胜心并存。怕得罪别人，又在意别人的评价，但是同时又期待别人符合我的标准。心胸狭窄、不能放下，也就常常生闷气，跟自己过不去。这些性格特质阻碍了我的人际关系，甚至影响了我工作上的发展。

在生理上，我的先天体质比较敏感、脆弱，不但不懂得保养，反而因长期郁闷、怨恨、生气等负面情绪，增加了神经系统的负担。

在环境上，从小的生长环境、长大后的工作环境、结婚后的居住环境，也真的存在着很多不利于身心健康的因子。比如住了十几年的公寓位于噪声很多的窄巷里，左邻右舍欠缺公德心，看电视、听音乐时，音量常是高分贝。深夜归来穿着高跟鞋上楼梯，脚步又重又急。彻夜不眠的摩托车族从巷子呼啸而过，甚至故意拿掉消音器等。以上种种，正如爱心会会刊上的一句话："因为对病的无知才会被病控制。"当我整理出它的来龙去脉，也就比较懂得找方法来帮助自己了。

我的第一步：接受事实，对自己的生命完全负责。

出生在什么样的家庭、有什么样的父母是注定的，是不能改变的事实。父母高龄生子也不是有意造成的，在他们那个年代，总觉得有孩子是一种缘分，很少人会节育或堕胎。我相信当年父母一定是用欣喜的心情，来迎接我这个迟来的小生命。我应该化怨恨为感恩的心，因为内心充满恨意，爱就无法进入心中，没有爱的心灵，自然得不到喜乐。

再者，自己的长相外表、聪明才智也是天生的，这是怪罪任何人也无法改变的事实。不能接受上苍所赋予的一切，不能全然接受自己，反而会阻碍自我成长、发展的各种潜力。

我心甘情愿对自己负全部的责任。"自卑、自怜、自恨"的心灵毒素渐渐排出，顿然感到卸下重担。

我的第二步：自己摸索一些方法来改善先天体质。

比如说：先天性鼻子过敏，连医生都说没有特效药。但我利用每天中午休息时间，到游泳池泡水一个小时。晚上则用冷水擦澡直到身子发热为止，天天坚持，经过一年好了九成。

每天早晨定时起床、定量运动。有时头会晕，我也不被它吓退，照常出门。因为抑郁症的致命伤是"丧失活动力"，一旦不动，等于向抑郁症竖白旗投降了。

这几年来，我每天提醒自己拥有身心健康的可贵。快乐，对我而言，也不再是买不起的奢侈品了。

这一天是父亲的忌日，我把藏在衣橱里的父亲遗照拿出来，挂在客厅的墙上。

我站在遗照前面，第一次那么勇敢而真诚地凝望着父亲的脸，我看到他双眼里的那一丝忧愁，仿佛化成了温和而慈爱的眼神。

一刹那间，我突然感到父亲生前一定早就看穿我心中的怨恨，但他从来不说穿、不点破，以他永远不变的宽容来看待他无知的小儿子。

我相信他还是那么深深地爱着我。

我满怀感恩地站在他的面前许久，许久，静静流下了忏悔的眼泪。

▍专业观点

▍这是一个典型精神官能性抑郁症的案例。

怀恩看起来相貌堂堂，举止儒雅，穿着打扮着实像个公务员。他来看我时，心情已平静不少，但言谈间仍会轻微地出现一些焦虑情绪，思想上仍倾向悲观。其实精神官能症并非如一般人所想的纯是心理问题，它亦是有遗传因素的，诚如怀恩，他很可能遗传了父亲某些神经质及抑郁的特质。

怀恩其实是一个很幸运的人，他是老师的孩子，进入社会后兄姐也很照顾他，问题似乎在于他自己。在竞争激烈的现代社会中，好的学历专长较有出路，怀恩的二专学历当然在社会上属高不成低不就，但他在职场上浮沉的原因并非全然如此，最主要的原因应是来自他那敏感、没信心、对事情缺乏耐心及包容力的人格特质。

理想和野心的差距

美国的自体心理学（self psychology）大师科胡特（Heinz Kohut）[1]，指出自体的形成受到理想形象（ideal image）以及镜映作用（mirroring）两者的影响，前者主要是来自幼儿对父母（主要是父亲）的崇拜及认同，后者主要来自父母（主要是母亲）对幼儿的同理以及鼓励；前者能使其追求人生的理想，后者会促使其形成足够的企图心。

怀恩的父亲给予怀恩的理想形象不够好，在他幼小的心灵中留下不安、恐惧的印象，这应是他在人生路程中跌

---

① 自体心理学为美国芝加哥的精神分析大师科胡特首创，他及其追随者的著述成为自体心理学的基础，对当代美国精神分析有许多影响。自体心理学与传统精神分析不同的地方在于，它强调若幼时被回应、赞赏的需求未得到父母同理性反应，则无法形成稳固的内在精神结构，而不能适当地调节自尊（self-esteem），使自我舒缓，而导致其往后过度依赖他人来提供此项功能。

跌撞撞、不知何去何从的心理原因。

怀恩有一个"足够好的母亲"，她是十个孩子的妈，自然无法给予每个孩子完善的个别关照，但却因此能使孩子自立自强；而怀恩的兄姐在社会上均有所成就，自然会使他心理上产生很大的压力，于是怀恩因母亲而有足够的企图心，又因手足竞争而加强其在人际关系中对他人易形成的羡慕嫉妒之心理，造成他在职场上不断变换工作及人际互动上的障碍。当然，这只是从精神分析所做的推论，仍需考虑生物体质的因素，即天生资质以及情绪的稳定度。

怀恩的主要问题在于自卑、依赖、认同模糊等性格特点，使得他极度缺乏自信，自体较脆弱。他一直依赖哥哥的协助，常在辞去工作后不久又经哥哥介绍找到新工作，他对自己应走的方向、自己是个怎样的人等基本认同概念混淆不清，又因依赖心重，只会怨天尤人，对人对事缺乏包容力，故进入社会后有一段时间几乎一事无成。以自体心理学的角度来看，怀恩在其理想与野心之间的差距，一直缺少足够适切的才能与技术来追补。

而怀恩心中对父亲的怨恨在父亲过世后仍盘旋不去，但同时也表现出父亲那种衰弱不安、自卑忧郁的情绪，这显示他已对父亲形成一种"仇恨性的认同"：怀恩无法接受父亲的死亡，也无法接受他那不好的性格，但却将其内化在心中，形成内在客体，而内化的部分客体又与部分自体相结合，而形成内在的"颠覆者"，即一种虐待性的超我，不断在自我影响。怀恩之所以表现出长期焦虑与忧郁的症状，根本上与性格障碍有关，经过长年不断的挫折后，自然无法培养出快乐健康的自我与坚定的自尊。

嫉恨心是精神障碍的祸首

心理治疗师克莱恩（Melanie Klein）指出，幼儿天生具有死亡本能，即具有攻击破坏性，对饱含自己所需之乳水的乳房充满羡慕嫉妒的心，而经由投射作用（projection）^①及投射性认同（projective identification）^②之心理机制，感受到母亲对他的迫害。这是一种幼儿的幻念（phantasy），是潜意识的活动，是一种神奇的欲念（magic thinking）。

人与人之间须经由爱与恨的过程相结合才得以相互了解，然而嫉妒的情绪会阻碍情感的交流，只有心存感激才

---

① "投射作用"乃一种心理防卫机制，在潜意识中运作，本人并不知晓，故能将自身所不能接受的事物，在潜意识中拒斥，并归咎于别人。

② "投射性认同"乃一种初级心理防卫机制（primary defense mechanism），亦在潜意识中进行，个人会将不能接受的部分自体（self）或客体（object）投射在对方身上，而归咎于他人，且企图对他人加以控制，造成人际关系的紧张。

能促进了解，才能接受对方的长处，且能吸收这些长处。

怀恩对父母亲和比自己有成就的兄长心怀感恩，才能使自己的爱恨情绪平稳下来，人格因而成长；若是心存嫉恨、怨天尤人，则不但无法真心接受兄长给予的协助，且可能形成自我障碍，这是他处理自己精神问题的关键。有些人在受到别人许多好处后，不但不感恩，反而产生不满、产生嫉妒之心；对于那些亏待自己的人，反而企图讨好。这是一种非常微妙的心态所产生的行为。

精神官能症并非无病呻吟

精神官能症是轻型的精神疾病，但病程却是长期的。精神病人在急性发作的时候常不觉得自己有病，精神官能症病人则会一直觉得自己在精神上或脑神经上有问题，不断为病症所苦，但别人却丈二和尚摸不着头脑，觉得他只是无病呻吟。怀恩因长期精神问题所造成的适应困难，在兄长的不断协助下，一直难以更正，才令他们发觉问题的严重性。此案例显示，即使目前社会资讯发达，大众对精神疾病的认识仍是一知半解，自然容易延误治疗良机。

如果怀恩能接受长期性个别心理治疗，人格将得以成长，从而根本解除焦虑及抑郁症状。心理治疗的成功与否在于病患是否能有所领悟，此乃需通过治疗者对病患的症状或行为做适时的诠释而获得。治疗者在诠释之前需先对病患做多次面谈与澄清，且一次诠释后不一定就能完全改变，需经由多方面一而再再而三的诠释及修通过程，才能使其在情绪、认知及行为上得到彻底改变。

虽然比起药物治疗，心理治疗较费时间，但前者只是使患者脑部生化受到药物作用影响，而被动改变自己的精神状态；后者的可贵乃在于能使患者自我认识，而能主动改变自己。所以目前对精神官能症的治疗，倾向两者结合的方式。

团体治疗可以更好地认识自己

怀恩的抑郁与焦虑症状是混杂在一起的，亦伴有恐慌症的发作，而未发作期间则一直处于焦虑、苦闷不安、自卑、失眠、情绪不稳的状态。虽然在医生诊治下服用了药物，也接受了个别心理治疗，但病情却再次发作。这样的结果并不表示个别心理治疗对怀恩无效，应是结束得太早，他尚未有完整的领悟与改变。对怀恩这样慢性的精神官能症患者来说，接受团体治疗能得到成员间相互的支持与鼓励，得以学习与交换意见，是一种很好的治疗方式。

团体治疗能使患者从认识别人进而更好地认识自己，学会人际沟通方式，进一步改变自己内在中原有自体与客体的印象，使自我渐渐坚定、成熟，从而对自己更具信心，自尊心更稳固，对压力事件的应对能力增强，让病情获得改善。

02

人生没有完美这回事

——陈敏敏的故事

所谓完美是一个陷阱，

它让你沉沦在自我创造的幻境，

一个充满失望的悲惨世界，

你再也不知道什么叫作满足。

除非你戳破它的真相——

人生没有完美这回事。

黑色序曲

那年的早春有点湿、有点冷。我把自己关在房里，拉上厚厚的窗帘，穿着长长的睡衣，拥着一床软软的蚕丝被，仍然感到一股寒意不断地侵入身体。瘦成四十公斤左右的我，单薄得像一片羽毛，仿佛在凛冽的空气中轻轻飘坠，落向那不见底的深处。

已经有好几个月了，我天天躺在床上哭，神志似醒非醒，分不清白昼还是黑夜。每天我都以为明天可能会好一些，可是状况越来越糟。我的手脚冰冷而麻木，脑子里却像是被泼了硫酸，灼热、冒着烟，而且剧痛。

我不知道会往下掉到哪里，那种没有尽头的感觉让我开始绝望。我相信，我就要慢慢地死去了，死于一种不知名的疾病。

"入殓时，我该穿哪一套衣服？"一个奇异的念头蹦了出来，就像电影结束时，在一片漆黑的场景中，闪出的最后一行字。"要死得美美的"，这个想法突然使我对死亡产生了未知的恐惧，也意外地托住了我下坠的灵魂。鲜花、挽歌的"美丽哀伤"渐渐被坟土、枯骨的"惊骇写真"盖过，恍如一场求生与求死本能的正面交战。

那年四月，我第一次看精神科医生，被诊断为"抑郁症"。

抱着猫哭泣的小女孩

小时候，我长得胖胖的，脸蛋圆圆的，两只大大的眼睛乌溜溜地转，一见人我就咧开缺了牙齿的小嘴，笑得眼睛都眯起来了。"你们家小幺妹活泼又可爱，一点也不怕生。"邻居阿姨都很喜欢我，常跟奶奶这么说。

我上面有一个大哥、两个姐姐，排行老四。因爸爸是独生子，奶奶很希望我们家多几个壮丁。所以妈妈怀我这一胎时，奶奶曾到庙里做法事，求观音菩萨能让胎儿换成男孩，结果没有成功，生下来还是个女孩。

奶奶心里有愧疚，认为她差点剥夺了我投胎的权利，因此我出生后，她不但不嫌弃，反而特别疼爱我这个小孙女，常带我到亲戚朋友家，献宝似的叫我表演唱歌跳舞，我也没丢她的脸，每次逗得大家开心不已。

上了幼儿园，上课时的我很爱讲话，搞不清学校和家里、老师和家人之间的不同，每天上学蹦蹦跳跳、说说笑笑，快乐得不得了。

有一天，上课时我又像一只小麻雀，转头和后面的同学叽叽喳喳说个不停，老师突然发脾气，大声吼叫，还罚我站到教室外面，不准我吃点心。我当场被吓哭了，一边哭一边跑回家去。

那天晚上我开始发高烧，家人以为只是感冒，但吃了感冒药还是没退烧，最后送到医院检查，医生说是肺炎。

奶奶认为我是受惊，到庙里求香灰，放在洗澡水里让我浸泡。我足足病了一个多月，人瘦了下来，脸蛋都变尖了，个性也跟着改变了，变得很怕生，没办法适应新环境，家人帮我换了另一家幼儿园，我哭着不肯进去，老师拿出小美冰淇淋，加上温柔可亲的笑容，我才勉强走进教室。

但是，我不想去学校（或者是不想过群体生活）的感觉，已成为我脑中的符咒。记得那时候，每到星期天听到电视节目《五灯奖》的主持人喊着"一个灯、两个灯……"我就想哭，因为联想到隔天是星期一，又是上学的日子了。

家人主观上认为只要让我一天不去学校，我就有可能都不愿意再去。所以上小学以后，不管我出麻疹、长水痘、重感冒……都会被他们拖去上学。上了初中，开始有升学压力，每天要上很多补习课，早上七点钟就被家人叫醒起来看书。我常常抱着猫哭泣，妈妈又气又急，骂我说："你怎么跟哥哥姐姐都不一样，什么事都不会做，只会抱着猫哭！"

我不想上学，却又不得不去。上课时老是坐着发呆，幻想自己是个苦命的孤女，在外面流浪寻找失散的父母。有时想象着自己去当尼姑，因为尼姑一定不用念书，也不用做事，只要念经拜佛就可以过日子了。后来想到尼姑的头发要剃光，就改为当修女，像外国电影中的修女，清纯、美丽而又优雅……

这样的学习态度影响了成绩，每次老师发成绩单时，我总是恨不得立刻从这个世界消失。究竟是谁创造这种残酷的教育制度，用数字来评量人的价值？我在心里呐喊着。

有一次教师节，语文老师出了一个作文题目："我的老师"，我不像其他同学去歌颂自己的老师，我编了一个故事，描述一个有吸毒倾向的女孩被一位有爱心的老师感化而戒毒。我自己都被这个故事感动得落泪，没想到老师竟然板着脸说我是抄来的，她不相信成绩不好的学生可以写出好文章来。原来在老师心目中，学业成绩代表一切。如此不被相信、不被接纳、不被肯定，对一个身心正在发育、情绪不稳定的青春期少女，无疑是一种伤害。

我在周记上抒发着大量的灰色思想和厌世念头，导师赶紧通知爸妈，此后他们就不如之前那般逼得紧了。

初恋与自尊

初中毕业后，高中联考我落榜了，后来考上北一女补校和某私立高中。爸爸妈妈说北一女补校至少能穿着绿色制服，我看到大人的爱面子和虚荣心，也就顺从他们的意思。

上了高中补校，我还是不知道如何读书，几次考试出来的成绩很差。老师在后面贴了大张的排行榜，我的名字总是垫底，同学们开始不理我了，好像跟我在一起就会被我传染到"成绩差"的恶疾。

我无法融入她们，人际关系很糟。我常常孤孤单单地坐在教室里，看她们一群一群地结伴吃饭、看书、上福利社等，假日相约去逛街、看电影。

第二学期，我的成绩是全班最后一名。有一位数学老师看到我的数学考卷分数是个位数，当众以讥讽的口吻说："人长得那么清秀，成绩竟然最后一名。"

我听了也不知道自己的感觉是什么，似乎有些麻木，或者是把真正的感觉隔离起来了。直到我因抑郁症接受心理治疗后，才挑出这一段被我淡化，甚至磨灭的过去。每当和别人谈起往事时，有意无意地我会跳过高中时代不谈——除了我初恋的男友。

在寂寞的十六岁，我认识了他。

他是另一所高中的学生，高挺的个子，俊秀的脸庞，骑着大型摩托车，一副又酷又帅的样子。他主动来追我，在我自尊最低落的时候，真是上帝的恩赐。如此被一个男孩珍惜着、爱恋着，不但满足了一个寂寞少女的虚荣心，也补偿了在学校所失落的自我价值感。

他每天都到车站等我放学，同学们又嫉妒又不屑，常拿我的恋爱史来取笑。我的性格又开始有了转变，从一个乖巧、温柔的女孩变成叛逆而愤怒。

我知道，我越是躲躲藏藏、羞涩拘束，她们就越想捉弄我。于是我就故意走到她们面前，不避讳地和男友腻在一起。是抗议，也是一种示威。抱着猫哭泣的小女孩，突然蜕变成张牙舞爪的野猫。

对这个学校、老师和同学，我毫不留恋，毕业时连毕业照也没去拍，在高中纪念册上缺席，象征性地表达了我心中的怨气。

失学和失恋

大学联招是每个高中毕业生必须面对的人生关卡,可悲的是我连考两年都落榜了。野猫又变成病猫,天天躺在床上舔伤口。

爸妈虽然没有责备我,但是我可以从他们沉重的脸色中感受到他们的失望。一方面,我觉得自己很没用,害他们很没面子;另一方面,我心底又存着另一种声音:"如果你们真的爱我,就不应该介意我是不是大学生。"

我只顾自己疗伤,有一段时间冷落了男友。有一天,我接到一通电话,是一个陌生女孩打来的,直截了当地告诉我:"我怀了你男朋友的孩子,你到底打算怎么办?"好像小说、电影中才会发生的情节,居然就在我眼前演出。我不是旁观的读者和观众,而是亲历其境的主角之一。

我跑去质问男友:"这是不是真的?你告诉我!不要骗我!"

"我根本不认识这个女孩子,你疯了!怎么会去相信一个陌生人,而不相信我?"他生气地咆哮着。

几年来他是我生活的重心,我以为这个世界上只有他是完全属于我的。那时候,或许我并不是真的相信那个陌生女孩的说辞，只不过，我的痛苦在于"那一句话"的丑恶，即使不是事实，它被说出来就已经造成污染；好像是在我心目中最美好的一幅画上，狠狠地泼了墨汁，纵然可能有一些方法能清除这个污渍，这幅画也不再是原来的。"我怀了你男朋友的孩子，你到底打算怎么办？"那一句话像是鬼魂的声音，日日夜夜在耳际萦绕着。

我每天都觉得心痛、胃痛，妈妈知道此事就要我先跟男友分开一阵子，让时间来证明一切。

失学、失恋使我的自尊降到最低处。

当时我有一位朋友没考上大学，想要报考二专，向她爸爸要补习费。她爸爸竟然举我为例："你不要学陈敏敏，浪费家里的钱，补习了两年，连一个学校都考不上。"二姐正巧听到他们的对话，回来告诉我，说连她都觉得丢脸，自己的妹妹被别人拿来当反面教材。

这一刻我发现自己一无是处、一无所有，我是个彻底失败的人。我一直哭，哭到两个眼睛又红又肿。

妈妈看我那么难过，就带我逛街选购衣服，我自己挑了一套纱质的黑色洋装，这是妈妈第一次顺我的意，让我买了这种她认为不够端庄典雅的衣服。我心里想要在入殓的时候穿它。

那天逛街回来，我假装看电视，神态自若、不露一点痕迹。等家人都睡了，我偷偷地就着台灯写遗书，然后拿出一瓶感冒药，上面注明"不能服用过量"，我把一整瓶吞下去后，以为自己会死掉，躺在床上等死。

突然一个意念冒出来："死掉的世界是什么样子？会不会比现在更糟糕？"

我开始害怕起来，躺在那里整晚不敢睡觉，因为我怕如果睡着了就死了。

撑到隔天，除了觉得头疼、胃痛外，还是活得好好的。看到窗外的阳光，我的神志清醒过来，失学、失恋的残酷现实又跳出来啃啮着我。

于是我回过头想着：活着忍受这种痛苦比死亡还可怕吧。念头一转，我从抽屉里拿出一把美工刀，想割腕自杀，一边割一边落泪，一直看到皮下脂肪，流了一些血，我又害怕起来，不知如何处理，就回到床上躺下来。

爸爸发现我睡得太久了，推门进来一看，气急败坏地把全家人都叫来了。大家哭得死去活来，妈妈抱着我哭，好像我已经死掉了一样。我看到他们为我而哭，心中有一种甜甜酸酸的感觉。我变得很重要，这样被关怀着、被担心着，尤其是被爱着。

等大家都从惊慌中恢复过来之后，妈妈的情感又被理智盖过了。她说绝不能让别人知道我企图自杀，要我用打网球的护腕将伤口包起来，如果有人问起，就说是打网球扭到手，她说自杀是一种不可张扬、很丢脸的家丑。

我感到我的生死还不如她的面子重要。妈妈是个完美主义者，我这个女儿一定是她生命里的缺憾。本来她为了讨奶奶欢心，想再生个儿子，结果生了我这个不争气的女儿。谁说母爱不打折？谁说母爱无条件？我觉得悲伤，我的心像一团浸泡在酒精里的棉花球，看起来湿透而软弱，却隐藏着一点火就会燃烧起来的情绪能量。

樱花盛开时

妈妈看到我意志消沉，替我找到另外一条路——到日本读书。在当时，一些经济能力还不错的父母，把联考失败的子女送出去读书，如美国、加拿大、澳大利亚或日本等，不但是给年轻生命一条活路，对重学历、爱面子的父母而言，也可以避免亲朋好友之间彼此较量子女学业成就的压力。我顺从了爸妈的安排，虽然并没有足够的信心。

去日本前，男友回头来找我："我真的爱你，从你十六岁到现在，再给我一次机会好吗？"

凝视着他那双不驯的浓眉下闪亮有神的眼睛，我在心里深深叹了一口气：这个男孩身上拥有使很多女孩为之迷恋的特质，我也曾经那般全心全意地深爱着他、信任着他，因失去他而哭泣、自伤。现在他回来了，我岂会有一丝犹豫？

"我会去日本找你的，你等我。"他认真地说。

终于我带着家人的期待和男友的承诺，到日本展开人生另一段崭新的历程。

出了机场，出租车往坐落在郊外的学校开去，沿路樱花正盛开。我从未见过这么一大片嫩红艳粉、满溢风情的花海，美得令人昏眩。

奇怪的是，我并没有感受到美景当前的兴奋或喜悦，飘过心头的竟是淡淡的忧伤。后来每年回台湾度寒假，春天时去日本赶开学，总是在樱花盛开时节，我的心情就变得沉重，好像小时候星期天的《五灯奖》节目一样，提醒着我又要开始不愉快的学校生活。

第一年上语言学校，先加强日文能力。我对异乡环境、文化等差异，在适应上并没有太大的困难。倒是对人群团体的融入一直有障碍，从台湾到日本，我的人际关系始终是个问题。

刚到此地，因为我的穿着打扮很有东方味道，谈吐举止轻柔文雅，有些日本人说我像出身良好、有教养的大家闺秀。被如此夸赞后，我就更注意自己的形象，努力去维持那种淑女的气质。

同时，我的内心有一部分是很自卑的，觉得自己不是真的那么好，甚至很差劲、很糟糕。但是，另一方面又怀疑那份自卑只是在抑制我的骄傲和虚荣心。

这样的矛盾心态使我和人相处很不自然，不知道如何与人真实接触。

在语言学校的班上，有一位同样来自台湾的女孩子对我特别不友善，常取笑我的日语发音，在众人面前让我下不了台。每天我一进教室，看到她坐在那里和同学交头接耳，远远地瞄向我，我总感到像是一身白的衣裙，被飞驰的汽车所溅起的泥泞弄脏了，心里有说不出的难受。

一年后，我出乎意料地考上一所公认难考的大学。刚考上时，我回台湾过年，全家人都很高兴，两度联考失败的阴影也就烟消云散。

四月份我赴日本入学，车子开到学校附近的窄路，两旁盛开的樱花，正倾其生命所有，竞相展现美艳娇姿，霎时一阵东风拂过，落英缤纷恰如"风吹雪"，嫩粉的花瓣铺天盖地迎面而来，只剩单薄的枝头在风中微微颤抖。

我休学了

不祥预感果然成真，或是所谓冤家路窄。

那位语言学校的台湾同学，竟然跟我在同一个班。看到她不怀好意地睥睨着我，我整个人不自主地紧绷起来。

班上多数是日本学生，大家说起话来又急又快，老师也不会特地为外籍学生放慢讲课速度。我常不了解整段话的意思，半猜半懂地熬过一天又一天。那位台湾女同学很看不起我，想尽办法孤立我、排挤我。她的态度明摆着：凭我这种程度有什么资格和她考上同一所好学校。我很气她，可是偏偏特别注意她的一举一动，让她更有机会来伤害我。不想上学的念头又回来了。我打电话回台湾哭诉。爸妈很在乎学历，逼我一定要忍耐，千万不要放弃。

我勉强读了一年，老师们对我评价很高，记得大一上日文课时，老师出了一个题目："日本的四季"，要我们把自己所观察到的加以描述。同学们几乎都是说大自然的风景变化和天气的转换，我却从"街道景观"的角度，去叙述四季的不同。老师认为我很有创意。可是同学们哄堂大笑，笑得我很尴尬，而且莫名其妙。我不知道究竟是我发音不对、用词不当或表情奇怪，还是他们根本就对我有成见？当时我维持着风度静静地坐下来，心里一团乱，恨不得逃离课堂。

从小妈妈就教育我，坐有坐姿、站有站相，笑不露齿、吃不出声，骂不回嘴、打不还手。但为什么我走到哪里，都不被别人接受？为什么？

男友远在台湾，爸妈不准我回去，我自己像流落异乡的孤魂，找不到属于自己的地方。

生日前一天，我又去药房买感冒药，整瓶吞下去后，我一直呕吐。第二天爸妈打电话来向我说"生日快乐"时，从我接电话的声音发觉我不对劲。爸爸很快地赶来日本要我休学，说如果不想再继续读就算了。

爸爸帮我整理行李，因为来不及托海运，父女两人扛着好几大箱行李回来。在我心情不好的时候，我会乱买东西来疏解情绪，其中有一箱都是皮鞋，海关人员打开一看，摇头叹气对爸爸说："你这个父亲做得真辛苦。"

当时我感到丢脸，很对不起爸爸，一方面又觉得被爸爸这么无条件地爱着，是一种很踏实的感觉。

回到台湾，原来就有青光眼的妈妈，为此事眼压上升，开刀回来后，就指着我说："你记得吗？去年我去日本看你，在浅草寺有一个和尚在庙口化缘，我叫你赏一些钱给他，感谢菩萨保佑你考上大学，你就不肯，你没有善心，对父母又不孝，事情都瞒着我们不说，现在报应来了吧！"

我想到那一次她到日本看我，因我日文不好，不能带她到处玩，她向姐姐抱怨我把她当乡巴佬。原来妈妈心里还在抱怨我，才如此借题发挥吧？

想到妈妈看我休学回来，也不问前因后果，或听听我的心情感受，一下子就用这种"报应论"来指责我，我的自信又掉落下来，觉得自己很糟、很坏，不应该得到上天的祝福。好像我永远必须谦卑，如果稍有一点自信就会失去一切，此后如有人问我"顺利吗"，我不敢回答"顺利"，就怕一说出口，所有的好运气就不见了。

也在这个时候，我看到自己对妈妈的心结。原来我期待着一种没有条件，能欣赏我的优点、包容我的缺点，若有危难时，会像母鸡一样张开羽翼挡在前面保护我——一种完美的母爱。

妈妈会跟我赌气，对我不满，我们的母女关系常在爱与恨之间摆荡。

休学期间，我听到来自日本的流言，说我是因怀孕回台湾堕胎。我打电话去问，才知道流言是从我一位较要好的日本同学口中传出的。我再问那位日本同学，她又说是那位对我一直有敌意的台湾女同学告诉她的。真没想到她不但不替我解释，还把谣言继续流传出去。爸爸安慰我"清者自清，浊者自浊"，其实我不是那么在意谣言本身，让我难过的是，唯一被我视为"好朋友"的同学这样对待我，使我更无法信任别人。

有了裂痕的友谊对我而言，如同一张被泼了墨汁的白纸，我毫不犹豫地揉了揉，丢到垃圾桶里，她再也不是我的好朋友了。

手抖的梦魇

妈妈那一番诅咒、报应的说法使我又变成一个顺服、乖巧的女孩，连心底深处的一丝骄傲都不敢有了。

在台湾休学这段时间，我逼自己振作起来，到补习班加强日文能力。我天天背日文单字，听录音机一个字一个字跟着大声念，用心矫正发音，发誓总有一天我要说出一口漂亮的字正腔圆的日语。那时候，男友常来陪我，他惊叹我的改变，说："认真的女孩最美丽。"这份感情也是支持我重新出发的力量来源之一。

回到日本复学，我抱着必胜的决心而去，把所有的心力投注在学业上。每逢考试前，半夜三点就起来念书，几乎把整个课本背出来；到图书馆查资料写报告，我一点也不马虎，常得到教授的赞赏。

我的脑子开了窍，潜力不断被激发出来。甚至很难想象，为什么以前的我会视书本为畏途，把自己变成一个受师长、同学鄙视的笨学生？

自信心重建之后，我开始懂得去规划未来生涯。因大学课程比较着重理论，我又去上夜间的专门技术学校，学习染布、织布、设计布料花样等，有一天在课堂上，要制染印花布，先画手绘稿再制版。一个日本女孩突然问我："你的手怎么在发抖？是不是太累了？"

我想到以前在初中做实验时，用滴管把试液滴在玻片上，我的手就会发抖，同学们还打趣说："我拿着玻片配合你手抖的方向好了。"当时我以为是自己缺乏做事经验，可能长大以后就会好了。

后来上高中参加自强活动时，和异性同桌吃饭，手抖得不能夹菜。我自己的解释是，从小有客人来时，妈妈都说女孩子去房间不要出来，能上桌的只有哥哥。我很少有和不认识的异性吃饭的机会，即使长大后，和亲戚长辈吃饭也都有爸妈作陪。我想手抖是一种紧张、害羞罢了！平常并不会特别注意。

当场被这位日本女同学指出来后，我开始有些不自然。不久，和留学生一起到北海道滑雪、跟陌生人进餐时，我的手都抖得很厉害，心理上受到很大的影响，连头都不敢抬起来，一直担心别人是不是看到我手抖了。

回来后，那餐饭的场景和感觉不断地在脑海里播映，一个打扮得美丽大方的女孩，双手却莫名地抖着。我抗拒去回想那一幕，却偏偏挥之不去。

又有一次，夜间上课时，我们要量染布的颜料，用小汤匙盛着几毫克的颜料放在小小的量秤上，我拿着小汤匙的手抖得无法顺利把颜料放上去。心里越急，手就抖得越厉害。有几秒钟的时间，我的意识有些模糊，周围都是一片白色，人慢慢远了，旁边的景象消失了。

等我回过神，一位同学帮忙量，还问我两手冰冷，是不是得了抑郁症。另外一位同学用嘲弄的口气说："你知道吗？刚才老师在旁边看到你的手在抖呢！"在场的同学都笑了起来，那不留情的笑声证实了我的手抖已经公之于世、无所遁形，那被称为出身良好家庭的淑女被拆掉包装了。

我双手颤抖、出汗、心悸、身体冰冷，甚至想立刻逃离现场……从此这种身心焦虑的问题就紧跟着我了。

那时候，男友因为怕失去我，也想尽办法到日本来读书。异地重逢，正是我处在最焦虑的阶段，我变得更爱他——或者是更依赖他。每次要他陪我去吃饭，而且要选择灯光不能太亮、客人不能太多，要让我觉得很熟悉、可以放松、有安全感的餐厅我才愿意进去。

夜间专科学校毕业前要发表论文，我花了很长的时间准备。在这里所学的都是很实用的课程，对将来找工作较有帮助，所以我希望自己拿到的不只是一张文凭，而是实力的证明。

那天轮到我上台发表论文，还没开口手就抖得很厉害了，连薄薄的讲稿都拿不稳，台下的老师、同学静静地注视着我，我全身发麻、视线模糊，心里只有一个念头："这三分钟，毁了我一年的努力。"我的表现这么糟糕，他们一定幸灾乐祸，看着我出糗。

"人长得这么清秀，成绩竟然最后一名。"很久没出现的一个声音又跳了出来。第一次我厌恨自己的美丽，因为美丽，别人对你的失败不但不能体谅或同情，而且会产生一种残忍的快感："看吧！上天是公平的，美貌等于愚蠢。"

虽然还是从夜间学校毕业了，白天也仍然上大学，但焦虑的情况并没有改善。此时我和男友的关系起了微妙变化，我变得很没有安全感，很怕失去他。只要一时一刻找不到他，我会像发狂似的到处找，追问他的行踪。爱已变相成为一种掌控，每次吵架，我一定要坚持到他认输为止，仿佛只有让他完全臣服于我，才能置自己于不败之地，也才能证明他是真的爱我。

男友无法了解我的焦虑是怎么一回事，不但无法帮我，而且对我不可理喻的情绪感到不耐烦。

有一次学校放假，我不想留在日本面对两人之间不断升级的紧张关系，就单独回台度假。那时他正好找不到打工的工作，我担心他在日本没有钱用，就把金融卡借给他，有急用时才去提款。

一个月后我回日本，发现金融卡里的钱全部被提光。他一直否认是他提走的，而是金融卡掉了，我不听他的解释，只觉得又失望，又愤怒，又悲哀。

我的爱情是完美无瑕的，是不容置疑的。这是第二次他在我的爱情里划了一道裂痕。

或许，我表面上的体贴、关心，里头隐藏着一份美丽的期待——他要像个有骨气的男子汉，宁愿挨饿也不从女友的金融卡提出一毛钱。

　　和他二度分手后，我把全副精神贯注在学业成绩上。为了能保送研究所，我日日夜夜地读书，争取较高的分数。焦虑的情况还在，但似乎暂时被我转移了焦点。只要尽量不出门，日子还能过下去，有一段时间平静了一些。

　　大学毕业后，我如愿以偿，以优秀的成绩保送研究所，原本是值得庆贺的喜事，但是进去就读以后才知道要面对更多上台报告的挑战。我的焦虑又开始了，而且越来越强烈。

　　有一次到图书馆找资料，无意中发现一本有关神经官能症和自主神经失调的书，里头描述患者有心悸、手抖、盗汗、手脚冰冷、害怕人群、缺乏安全感、情绪不稳定等症状，都很符合我的情形，我才比较清楚自己是有病的。可是那种紧张不安已经逐渐影响我的日常生活了。

　　我很想去找心理医生，又怕被爸妈知道了，他们绝对无法接受"心理疾病"这回事，会觉得丢脸。我曾经因情绪问题企图自杀，他们甚至不愿带我去接受心理辅导，何况只是"手抖"这小小的问题——虽然对我来说，"手抖"

已成了一场没有尽头的梦魇。

过着自我囚禁的生活

知道这是一种病态后，仍想不通自己为什么会得这种病。我不相信它是生理问题，猜想是因为失去男友，才会让症状变得更严重。于是，我放下女孩的自尊和骄傲去把他找回来，只要他在我旁边，我就感到比较安心。这已经不是一种爱了，而是一种依赖。我想自己站起来，却又做不到，这使我更觉得失去自我，也更没有安全感，进而痛恨自己的无能，那时我才深深体会各种"上瘾者"无力自拔的痛苦。

研究所的课程，每隔一个星期就要上台发表简报，小小一张薄纸，造成我很大的心理压力。或许我可以把讲稿放在桌上，但别人都拿着它，就觉得自己跟别人不一样。我真的很在意别人的目光，在众人面前暴露自己手抖的丑态，别人都那么正常，只有自己像个怪物。

一学期后，我再也无法承受那种焦虑，只好办理休学。我不想让父母知道，不敢回台湾，就暂时住在日本。此时出门买东西、吃饭都变成障碍，有时走在路上，仿佛全世界的人都知道我的隐私，觉得很丢脸。

后来我回想起来，从小妈妈有一套考核的标准，不知不觉地也成为自己的标准，所以外表形象的缺失，不是别人对我不接受，是自己不愿意接受自己，而投射在别人身上，认为别人也同样不能接受我。当时，我不懂这层道理，才牢牢地禁锢了自己。

男友只会劝我不要紧张，除他以外，我不敢向任何人说出心理的问题，自己默默忍受，也不懂得找方法应对，结果是逐渐退缩，情况越来越严重。

最后我决定回台湾，不得不和家人生活在一起。此时我已有出门恐惧症（或者是社交恐惧症），只好骗家人，自己不太适应外面的空气污染和噪声，想尽量待在家里。

非自愿地过着自我囚禁的生活，对一个才二十多岁的年轻女孩来说其实很辛苦，尤其是哥哥已经娶了嫂嫂，有了侄儿，家里成员关系没有以前单纯，我住在家里有点像是半个外人。过去的我比较能体谅别人，可能会退一步想，但是处于焦虑状态的我看事情很不客观，顾不到别人的感受，焦点全在自己身上，觉得自己是受害者。

因男友在日本，我常打长途电话给他，每次时间都很久，主要也是只有他才知道我的问题。哥哥出面说我占用电话太久，我觉得很不舒服，心想一个大男人怎会计较这些细节，一定是大嫂怂恿的。我本来就对大嫂不满，为了娶她，家里重新装潢，我放寒假回来，连静下来看书的空间都没有了，木工、水泥工轮番来，整个家里乱七八糟，空气不好，噪声又大。

事实上，那时多少是掺杂着一种亲情被瓜分、领土被侵入的嫉妒，对这样的负面情绪，我自己是羞于承认的，就藏在心里没有疏解出来。这次回家，早有心结的我跟大嫂的相处一直不融洽。妈妈夹在中间，不但不偏袒自己的女儿，反而常责备我心胸狭窄。

大姐生小孩回娘家坐月子，妈妈虽疼爱女儿，又怕大嫂不满意，煮一碗麻油鸡给大姐，同时也要另外准备一碗给大嫂以示公平。大姐的大女儿和大嫂的儿子吵架或捣蛋，妈妈只会骂外孙女，绝不骂自己的孙子，真的彻底做到"内外"之分，很明显就是重男轻女。

我为大姐向她抗议，下意识也是为自己的性别抱不平。妈妈竟然回答我："你可不要得罪小侄儿，以后你嫁出去回娘家来，还得看这孩子的脸色，你怎么那么笨，连这样简单的道理都不懂。"我心里觉得很悲哀，这个家似乎待不下去，家是他们的，再也不是我的。

我打电话要求男友和我结婚，几乎歇斯底里地逼婚，男友在电话那头出奇地冷静而冷酷。他说他还是学生，此时不可能娶我。他并不了解我有病，只认为我的个性变了，不再是那个清纯可爱的十六岁少女了。他看我大学毕业不出去上班，研究所读了一半又放弃，以为我是个吃不起苦、好逸恶劳的娇娇女。他说："除非你回日本找工作赚钱，否则以我们家的经济情况是不可能娶一个没有工作的女孩的。"最后以个性不合向我提出分手，交往将近十年，在我最需要他的时候弃我而去。他在我的完美爱情上不单是划了一刀，而且是把它撕成碎片。

　　我想过千百个报复他的方法，写血书附上我的头发寄给他；也想到日本找他，先杀死他再自杀……妈妈看我那么激动，不准我回日本。我想偷偷去买机票，可悲的是这时候的我根本无法出门，连复仇的行动能力都没有。爸妈还看不出我有病，只认为我因为失恋，加上和大嫂争宠而导致情绪失控，赌气躲在家里不想见人。

　　有一次我月经来潮，积存的卫生棉用完了，我不肯拉下脸向大嫂要，想试着克服心理障碍出门去买，走到大门口，突然想到如果自己排队付账时拿钞票的手抖了起来，别人会如何看我，念头一起，又失去了跨出门的勇气。

幸而正巧一位小学同学来找我，我就叫她陪我去附近超市买，而且买了一大堆。她还取笑我："怎么啦？卫生棉要涨价啦？买来囤积吗？"我只好骗她说，过惯日本安静的生活，很不习惯台北人挤人排队付账，能不出门就尽量不出门。她听得一头雾水，完全不能体会我说些什么。

从焦虑转成抑郁症

亲友常会问爸妈，我已从日本拿了学位回来，为什么不学以致用去找份工作。为了掩饰我的问题，我接了一些美工设计和日文翻译的案子在家里做，爸妈以为我把家里当个人工作室，也就不疑有他。

平日我在房间绘图、写作，手肘可以靠着桌子，就不会发抖。但双手没办法悬空拿东西，每次客人来了，妈妈叫我端茶，我的手抖得连杯子里的水都溅出来了。我很担心被客人看出异状，心里很自责，为什么这么没有用，连端一杯茶的能力都丧失了。因家人没有发现我的问题，我可以和他们一起在餐桌吃饭，假装工作很忙，匆匆吃完饭就下桌。但是，和大嫂的关系越来越恶化后，我就变得更情绪化，其中症结都在妈妈身上。

妈妈在重男轻女的家庭长大，和爸爸结婚时，外公没有给她什么嫁妆，而且要求父亲家送很多礼饼。偏偏父亲家经济较差，奶奶花了大笔钱做礼饼，就很不满这个媳妇。妈妈过门后，奶奶常冷嘲热讽，妈妈一直忍气吞声，直到哥哥结了婚，她成为别人的婆婆后，要求自己打破所谓"多年媳妇熬成婆"的陋习，要做到让媳妇没话说。这也是一种完美主义者的通病，把自己看得太伟大。

有时做得实在太过火，她对嫂嫂百般示好，早餐的煎蛋最大的不是给女儿，而是给媳妇。对方是不是领情，却不是她所能预期的，有时嫂嫂对她有些冷淡，她又会自己难过半天，然后拿我出气，怪我不能配合她去讨好嫂嫂，害她难做人。

我冷静下来时可以冷静客观地去分析，可是我过得这么辛苦，多么需要妈妈的爱和支持；我怪她为什么不多把注意力放在我身上，看看她可怜的女儿已经病了！

大嫂一向对孩子比较纵容，有一天小侄儿又对爸爸没大没小地吼叫，我很看不惯，也许是积怨已深，就大声斥责侄儿，大嫂听到了跑出来很不悦地问我："到底我儿子做错了什么？我向你道歉总可以吧？"

我们两人正面起了冲突，爸妈不分青红皂白先骂了我一顿，我开始歇斯底里地哭喊着要离开家。这个家本来是我的避风港，让我生病时可以躲着的最安全的地方。现在这个港湾风雨飘摇，我该怎么办？

更糟的是，姐夫劝告我："不要再和妈妈闹脾气了，妈妈的做法是宁愿牺牲女儿，也不会让媳妇受委屈跑回娘家。"姐夫的原意是要我想开，了解妈妈的立场后，就应该自己去适应迁就。但这番话却造成我很大的恐惧，整个人好像掉入冰窖里一样。

于是我开始和自己的家人也无法同桌吃饭，每当听到"来吃饭"的声音时，我的身体就完全冰冷，手不由自主地颤抖、出汗。理性上我告诉自己："他们是你的家人啊！"但身体的反应就是那么紧张，好像也对家人失去信任感，下意识地认为他们跟外人一样，一旦发现我的手抖，抖到筷子都拿不稳时，也会讥笑我很没有用，连饭都不会吃了。我无法驾驭自己的恐惧，不出去和家人吃饭，真的不是赌气、怄气那么简单。

那时，我完全没有能量去体会大嫂的心情，她嫁到一个陌生的家庭，和公婆、小姑同住，妈妈对她再好，毕竟不是亲生的母亲，小姑又这么情绪化、很难相处，相信她也承受了不少压力。如果妈妈懂得私下多抚慰我一些，我想我会平静许多。可惜妈妈也困在努力想做个"完美婆婆"的心理负担下，根本顾不到我的感受。

我开始躲在房间里吃饭，家人会轮着端饭菜进来给我。有一次，爸爸要拉我出去，我坚持不要，两人僵持在那里，最后爸爸妥协了，拿着食物进来哄我吃，我一拗起脾气也不吃了，爸爸哄到发火，气呼呼地走出房间。妈妈看到此景，情绪也爆发开来："你一心一意只为这个不孝的女儿，为什么不多为我想想，你看她是怎么对我的？"爸爸大声说："她是我们的亲生女儿呀！你有没有一点理智？"

"什么？她没有把我当妈，反而把我当仇人，让我难做人。我已经够累了，她体谅过我吗？你自己要服侍她，自己去受气，干吗对我大吼？"妈妈喊着要离开家。

两人为了我吵起来，当时我岂能体会那言语冲突的背后，蕴含着父母对女儿的担忧和焦急、不理解和无力感？

"妈妈不爱我，她只爱她自己。"这是我的解释。

2000年的早春，我把自己关在房里不吃不喝不睡，每天只是哭。瘦成四十公斤的我，单薄得只要一阵风就会把我吹走。我以为自己就要慢慢死去。

之前，我曾在报上看过"生活调适爱心会"的报道，打电话去诉说我的问题，志愿者判断我可能是焦虑症伴随抑郁症，还寄了一本会刊给我。我大略翻了一下，看到都是叙述精神官能症的文章，很怕自己被影响，就把会刊藏在抽屉里。

后来我觉得熬得很痛苦，就拿出会刊仔细看，发现其中有一篇文章，作者自述的手抖症状跟我一模一样，顿然觉得自己不是唯一得怪病的人。

我把会刊给妈妈看，她不愿意看，只说我太闲了，胡思乱想把身体弄虚了，吃些补品就可以了。她还带我看中医，她说："我带你来看病，是希望你不要再和大嫂吵架了。"我一听觉得她不是真的关心我，就故意不吃那中药。她根本不想了解我的问题，或者是不敢面对我的病，好像女儿心理有毛病会丢她的脸，表示她是个失败的母亲。

那次爸妈为了我争吵后，妈妈赌气不跟我说话，我也以绝食抗议。如果我饿死了，妈妈会如何？我想象着自己因饥饿而虚脱，咽下最后一口气死在床上，妈妈在我床边痛哭失声，呼喊我的小名，带着无限的悔恨……

大姐赶回娘家来看我，我把五年来的焦虑、抑郁状况一五一十告诉了她，姐姐听了非常难过，两人抱在一起痛哭。大姐逼我去看精神科医生，绝不能再拖下去。当时我上爱心会网站，认识了一些志愿者，他们建议我去住家附近的医院看病。

很巧地，我一年前曾到这家医院看病，那时妈妈反对我看精神科，要我看家庭医生，医生帮我做超声波、验血后，说我的心脏有二肩瓣脱垂的现象。后来参加爱心会才知道，许多恐慌症、焦虑症的患者都有二肩瓣脱垂的问题，只要有一天自主神经系统放松下来，它也有可能自动闭合。

医生给我开了赞安诺，只要一紧张就吃一颗，半个小时就发挥效用。但如果没有吃，第三天就会变得更糟。可能是担心药物的反弹作用，我常挣扎着该不该吃药，吃了就会有罪恶感，好像自己没有用，要靠药物控制。

那时我问家庭医生需不需要转介精神科。他看我到过日本留学，还以为我是日文系的讲师（其实只是曾经教过一对一的日文而已），我也没有特别否认，让他以为我很完美。于是他没有替我转介，我也不敢再去看他，怕被拆穿。

最后我还是绕回来看精神科医生，他花了很长的时间和我会谈，诊断结果是"焦虑症引发抑郁症"。

自己是最好的治疗师

我花了快一年的时间治疗，包括药物、团体治疗、一对一个别心理治疗、自我探索成长班等。医生的治疗策略是先从抑郁症改善，再谈焦虑的部分。

因自己个性使然，在团体治疗中我仍然维持美好的形象，只说些表面的话，鼓励自己和别人。后来遇到一位亲切、温暖的好医生，陪着我们去外面餐厅吃饭做行为治疗，使我不再害怕和别人一起吃饭。

手抖的问题靠药物解除了一大半，但主要是自己有了正确的认知，不把它当成问题。听说另一位团体治疗主持医生，从年轻到老都会手抖，即使在团体治疗中治疗病人，他也不掩饰手抖的现象，还说了一个自己的笑话：他初次认识他太太时，拿起一杯果汁喝，手抖得果汁都要溅出来，这是他的老毛病，可是他太太不知道，心里想："哇！这位医生一定太喜欢我了，才会这么紧张，手抖得那么厉害。"她芳心暗喜，不觉地对他增添几分好感，结婚后才知道真相。

听了这件趣事，我也不禁莞尔一笑，才发现本来只是体质上的小毛病，因为自己过于专注、执着，居然把它扩大成生命里的大问题，差点毁了自己。

医生还建议我一定要让家人了解我的问题，不敢和家人吃饭这件事本身就足够使我掉入抑郁的情绪。

我彻夜写了一封长信给爸妈，把五年来所受的煎熬真挚地向他们倾诉。我一边写一边流泪，看到自己内在的那个小小孩是多么渴望爸妈的爱，而且我也好爱他们。只因为我们不懂得表达爱，才会爱得这么辛苦。

妈妈看完信，立刻走进房间叫我出去吃饭。她说："你不要害怕，大家都了解你只是抑郁症，也相信你不是故意跟家人作对。"

妈妈第一次用如此柔软的态度，主动来接纳我的情绪，我情不自禁地流下眼泪。从小到大，我都陷在对妈妈"爱恨交加"的矛盾中，为了讨好她，我努力维持完美的形象以符合她的标准，当我转成怨愤、不想讨好她，我就变得叛逆。十六岁那么小的年纪就交男朋友，后来那么渴望爱情和婚姻，或许也是想脱离妈妈的束缚，得到生命的自由空间，但也因此变得很不理智，差点走错路。妈妈短短的一句话，如同久旱甘霖，我早就在等待、祈求她这一句话。

终于，我走出了自囚的牢笼，出去和家人一起吃饭了。

我坐在餐桌旁，大嫂还特地坐到我身边叫我赶快吃，多吃一点才会长肉。我吃完饭把碗筷收到厨房时，一抬眼看到架子上一只长柄大汤匙，那是我以前一直使用的，后来大嫂曾拿去用，我还为此大发脾气，说她凭什么用我的东西。此刻回想起来，觉得很不可思议，也很可笑，为了一个没有生命、不值几块钱的东西去和自己的家人生气。刹那间，我发现嫂嫂是我大哥的妻子，不也是我的家人吗？为什么我不懂得爱屋及乌的道理？我还看到顽皮的小侄儿，个性特质几乎和大哥同一个模子，他不也是我的血亲吗？我是他的亲姑姑呀！我居然会跟一个小孩计较……

我打开心胸去接纳每一个家人，也感受到自己被他们接纳，这是我走出抑郁症的第一步。

接着，我还看到自己在人际关系，如亲情、友情、爱情等的处理方式，都是卡在自己的"完美期待"之上，它像个陷阱，使我掉入一个无尽的恶性循环，从此不断地自我创造一个充满失望的悲惨世界。

"只有自己才是你最大的敌人，所以也只有自己才是你最好的治疗师。"爱心会志愿者如是说。

我还年轻，未来有很长一段人生路，但是我已然明白，如何不再掉入以前的窠臼，唯有戳破这个真相，那就是——人生没有完美这回事！

▌专业观点

目前陈敏敏的生活正常，但在面对社会上的人际关系时，仍显得退缩。她现在从事翻译工作，已完成许多日文图书的翻译，也有了新的男友，正朝着独立自主的目标走去。敏敏的情绪虽已稳定，但还是看得出有些紧张不安，自信心仍然不够，仍固定接受治疗。会谈过程里，我以同理倾听的方式，希望能让那较为脆弱封闭的心灵慢慢解放开来。

无法达到的理想形象

人生而带着"驱力"，依据现代精神分析解释，这个"驱力"不只是性冲动，还是"生的本能"；不只是基本欲望的满足，还会策动人不断追寻理想，寻找自我真理，一直到生命终点。"自我心理学"（ego psychology）也提到，人以"自我"来适应环境，其精神内在先有"理想我"，而后有"超我"的存在，它会不断要求"自我"做得更好，也会由内在良知，用罪恶感来谴责"自我"。"超我"是幼儿在俄狄浦斯时期所形成的，它有一部分被压抑在潜意识中，不断地影响"自我"；"超我"与"自我""本我"之间须协调得当。根据精神分析学派创始人弗洛伊德的传统精神分析理论，固着在肛门期的人格，有着超强的"超我"，他们有强烈完美主义倾向，严格地"自我"要求，做事做人均不能容忍任何污点，他们无法接受不完美的事物，因而使"自我"过于僵化。反之，人的精神内在若缺乏"超我"的掌控，则可能会任由"原我"——性趋力的大本营，将性本能冲动不断地释放出来，会在生命过程中追求快乐的原则，不受"自我"的压抑，不断地有反社会的行为出现。

敏敏在学生时期显然相当不快乐，没有人愿意当成绩不好的学生，也许天生资质不同，也许只是因为不适合填鸭式的教育，然而一切是很现实的，在成绩的挫败下，敏敏有强烈的自卑感，不能忍受别人的耻笑。之后，她有了补偿的机会，她远赴日本念书，也因为自己的努力，得以完成心愿。心理学家阿德勒提到，人常因自卑情结而产生补偿作用的心理机制，可能因此而获得某种成就。若从这方面来看，敏敏做到了，只是过程非常辛苦，也因承受的精神压力太大，终而病倒了。她的病其实是由于太过于在意自己的表现，怕再失败，内心产生太多焦虑，终而出现明显的心身症状。

被赞赏、被鼓励的需求

敏敏的母亲有着神经质的性格，常闹脾气、紧张、爱面子，同时是个完美主义者，她与敏敏之间有太多情绪纠结，无法成为敏敏的理想形象。若以"自体心理学"来看敏敏的人格，她自小即受到母亲的影响，虽长得可爱，祖母也很疼爱她，但却无法通过幼时自恋的满足，在精神发展过程中，没有得到父母很好的镜映作用（mirroring）之回应，而导致其自体极端脆弱，其原始自体甚至会呈现碎裂的状态（fragmentation）。敏敏的心理困境在于自我脆弱，却又急于补偿自己的强烈自卑感。自体心理学家科胡特称，外界的事物因应自己内心需求而产生的"自客体"（self-object），需要被回应、被赞赏，才能补强那脆弱的自尊，此即为有强烈的"自客体需求"（self-object need），敏敏即属此类。

她有不整合性的自体表象与客体表象，对自我形象的认识时而很好，时而很差，对他人的印象亦是如此，端视当时的情绪困扰与不良客体关系之联结而定。她对人有先入为主的观念，会将不好的自体部分投射在别人身上，而很敏感地以为是别人不好，总是嫉妒她、攻击她，更进一步，她会使用一种原始性的心理防卫机制，精神分析上称之为"投射性认同"（projective identification），她将内在不好的自体部分投射在亲密好友的身上，而欲加以控制管理，造成人际关系紧张、对立，因此使自己陷入四面楚歌的困境，精神上变得敏感、多疑，而出现忧郁及焦虑症状。依笔者判断，敏敏在日本的那位同学，应不会如文中所述那般坏心眼，很可能只是敏敏在当时情境下主观的看法。基本上因为敏敏自己有强烈的自卑感，那位同学的表现会引起她嫉妒又羡慕的心理，而使她很敏感地经由心理防卫机制，以为那位同学在打击她，形成两人关系的紧张状态。

敏敏曾经因为情绪的困扰而不出门，不与家人一同吃饭，这是一种"类分裂"（schizoid）的表现。英国的精神分析大师菲尔本（W.R.D.Fairbairn）提到许多这类性格者并非本质性的精神分裂病人，他们是因为在人际关系上的挫败，而在心理上退却，将自己封闭起来，内心产生许多不符事实的幻想来安慰自己。对于这样的人，强行劝解是没有用的，因为他们会觉得辅导者只是将自己的价值观强加到他们身上，而使他们更不愿与人沟通。此时唯有借由对他们内心世界的同理，再加以疏通，才能有效帮助患者走出内心封闭的世界。

察觉人格脆弱面，走出困境

其实一个人精神上的健康更重于学业或事业上的成就，敏敏在精神状况不是很好的情形下留学，使其病情加剧。一个人在平时若已较敏感、易怒、缺乏耐性、与人格格不入，则在面对更大的挑战时，更不易承受压力。

每个人的心中都有一个"包容器"（container），叮以包容自己与他人的小缺点，能够同理别人，能见到事情的好坏两面，不会以偏概全，也才能使一个人的理智与情感得到良好协调；若缺少此"包容器"，则精神状况会较不稳定。人际关系是可以学习的，其实敏敏留学前若有机会参加团体治疗或一些人际成长的团体活动，相信在日本求学期间，生活一定会比较愉快。

笔者常会在团体治疗中接触类似的个案，案主常在人群中退缩、沉默，自觉无法融入与别人的互动，对他人举止过度敏感，倾向于做出不正确的判定，而且为了极力维护自尊，会采取投射或投射性认同的心理防卫机制。面对这样的个案，治疗者要让患者看到真正的自己，察觉出自己人格的脆弱面，勇敢面对自己，接受自己黑暗的部分。过多的支持是不对的，那只是再度让他们沉浸在自恋性的困境中而已。

若身边有亲友类似敏敏的性格，我们可以用同理的方式，对好的行为多多赞赏，满足案主强烈的自客体需求，维护其自尊心；但之后更进一步则应减少给予其自客体的满足，使案主更能面对自己，坚定自信，然而此种方式并非一般案主亲友能做到的，而是需要专业的医疗协助。

03

生命的龙卷风

——若晴的故事

曾在《龙卷风》影片中，见识美国内陆被龙卷风肆虐的惊人画面。

它张牙舞爪扑面而来，只见风云变色、天地俱焚，人畜惊恐万分、仓惶逃命；瞬间树倒屋毁，带来致命的灾难。

在其中，我看到大自然变脸的狰狞，也看到人类的渺小脆弱。

而在我生命中发生的这一场龙卷风，又何尝不是如此！

仲夏夜的噩梦

2001 年的夏天，台北市像是火炉上的大蒸笼，人们被叠挤在里头，忍受着潮湿和高温。

那天下午，我一路开车回台北，车上冷气已开到最强，但上衣仍被不断冒出的汗水浸湿。回到家里，我只觉得异乎寻常的疲倦，全身虚脱无力，瘫在沙发上。

这一整天，我在台北近郊一处度假休闲农场。我的两位朋友在里头投资了一家西餐厅，刚开始他们大力地邀我加入整个筹备策划工作，并答应正式营业后，让我担任业务经理。我有十年的餐饮业经验，这个工作是我的专长，也就爽快地答应下来。不久他们以增资为理由向我借钱，我感激他们的知遇之恩，就借了一笔钱给他们。没想到借了几次钱后，他们无法如期还钱，就干脆以债代替股份，就此我就从受聘工作糊里糊涂地变成股东之一。

餐厅的投资超出预算，一再增资而成了无底洞，前前后后拿了我数百万元（本书出现的金额均指台币），我开始害怕自己步入的是一个陷阱。我不但自己的积蓄投进去了，还硬着头皮向我的朋友借了一些钱。一向没有借钱习惯的我，真是百般不愿、万般无奈。

那天我到餐厅现场，看到里面一片凌乱，真不敢设想何时才能正式营业。装潢业者又来收钱，他说如果不还清前账，就只好停工。

两位股东看我急得跳脚，但也拿不出具体的解决办法，我一气就掉头离开。

从那一天开始，我整个人就像脱轨的列车，轰轰隆隆地冲出去，撞得扭曲变形了。

以为得了重感冒

隔天股东打电话要我再过去商量，我躺在床上起不来，身子忽冷忽热，全身莫名疼痛，很不舒服。我以为是因为流汗吹冷气而得了重感冒，休息几天就没事。谁知道我开始吃不下、睡不着，胸口又闷又痛，好像有一大团东西堵在胸腔，觉得透不过气来。我心里很急，许多事情悬而未决，怎能待在家里休息？但是又缺乏行动的力气，真的是"力不从心"。

几天下来，人变得很虚弱。有一位好朋友来看我，带了我平常最爱吃的食物。我闻到味道就想吐，完全没有食欲，一口也吃不下。

我告诉她，我很想去看看餐厅施工进度，可是没有力气出门。

她说："你不吃东西怎么行？这样下去人会垮的，还谈什么餐厅？"

我一听急得哭出声来："那我的餐厅怎么办？我投资下去的本钱呢？"我越哭越伤心，就像世界末日来临。

朋友吓了一跳，好意地劝我："重感冒怎么会这么严重？我看你最好去找医生检查检查。"我连出门看医生都做不到，整天躺在床上哭，人也一天比一天瘦，瘦到皮包骨的程度。

大约两个星期之后，我摸到我的小腿肚不见了，只剩一层松软的皮肉，这时我连走到洗手间都走不动，需要别人扶我。

有一天，定期来打扫的阿姨打开房门，看到斜靠在床边的我，脸色大变，眼眶都红了。

"太太，你怎么变成这样子？"她的声音哽咽着。

我见她的神色这么激动，心里突然产生一个念头："我是不是快要死了？"

我挣扎着下床走到浴室镜子前，天啊！我看到一张形容枯槁的脸，两眼浮肿发黑、双颊苍黄凹陷、嘴唇毫无血色、神情呆滞无神。

"这就是我吗？简直像个鬼。"我不敢相信镜中是曾经被许多人赞赏为"天生丽质、美艳动人"的我。以前总觉得上帝特别眷顾我，已经五十多岁了，只要稍加打扮仍像个三十多岁的少妇。

此刻这张脸就像病入膏肓、不久于人世的人的脸。

我是不是疯了

我开始意识到自己可能不是重感冒那么简单，但又不愿意走出去寻求治疗，我害怕医生诊断为癌症之类的不治之症。

我的状况越来越诡异，常莫名其妙地觉得害怕、心慌。孩子去上学，我孤单一个人在家，有时躲在墙角哭泣，好像是个被遗弃的小孩。

我怕亮光，把窗帘拉上，不让一丝阳光透进来。我不开灯，任由房间陷入一片黑暗……

好几次我还躲到衣柜里头，蹲在角落发抖，就像有邪灵恶魔在外面等着抓我。

我的意识其实是清楚的，但感觉有"另一个我"正处心积虑地要撕裂"真正的我"，那是一种很可怕的感觉，好像"另一个我"步步紧逼，而"真正的我"节节败退，几乎无路可退，眼前正是断崖。

我的情绪已经处于混乱状态，或者说几乎失控。我无法接受自己此时的模样，心里的沮丧、恐惧像水闸里的水位急速上升，眼看就要决堤了。

有一次我痛苦到了极点，仿佛万箭穿心，却不知偷袭的敌人是谁，在何处。我拿起尖锐的叉子，拼命地刺着掌心，看到鲜血流出来，感到一种莫名的快感。

餐厅两位股东打电话来和我讨论投资之事，我不知哪来的力气，撑着搭车去见他们，我听不进他们的解释，歇斯底里地哭喊、怒骂，要他们把钱还给我。他们似乎吓呆了，看着我这个形貌走了样、声色俱厉的女人，半天说不出话来。

其中一位股东温和地向我说："我们真的不是故意要骗你的钱，我们的财务真的有困难，以后一定会慢慢补偿你的损失。"

我听了他的话，才慢慢地平静下来，眼见事情无法立即解决，心里也明白这笔钱很难拿回来了。

黯然走出餐厅，想到自己这阵子失常的状态，霎时感到不寒而栗——我是不是疯了？

是更年期障碍吗

楼上一位邻居无意中看到我憔悴、恍惚的样子，好意地告诉我，有一阵子她也跟我一样，好像变了一个人。后来去找妇产科医生，治疗了大约一年才慢慢恢复正常。事实上，我早在两年前就开始补充荷尔蒙。听了她的话，我试着回妇产科检查，经过抽血结果化验，我的荷尔蒙指数还在标准的范围。

显然我的问题并不只是更年期障碍那么简单。

我并没有把自己最糟的一面让朋友们看到，他们也就断定我是更年期的问题，纷纷想办法来帮助我。有的开车载我去海边走走，我不忍辜负他们的好意，勉强地跟着去。到了目的地，我觉得很不舒服，坐在车上不肯下去。

我的心里有时会产生抱怨："为什么你们要逼迫我做不愿意做的事？我不是不合群，我是真的没有力气走动呀！"

有时，我又会自责，觉得自己应该感恩，他们真的是出于一片善心。最后我索性不接任何人的电话，心想："就让大伙儿认为我已经消失了吧！"

我曾是那么热情好客的女人，自我封闭之后，不但不觉得轻松，反而自觉可怜，觉得自己被世界遗弃了，没有人爱我、关怀我，活着是多余的，种种悲观消极的想法不断侵袭我。

更糟的是，在一场歇斯底里、长达两个小时的痛哭之后，我发现眼睛下面长了眼袋，难看极了。我无法接受自己的容颜受损，开始害怕照镜子，心情也变得更恶劣。

为了发泄情绪，为了抵消那种无望、无助的痛苦，我常常把碗砸破、把衣服剪破，或拿棒子敲墙壁，敲到自己的手又酸又麻，一边呻吟着："我好苦啊……"

到底为了什么痛苦？我也说不上来。失去那笔钱虽然心疼，但我的经济状况也不至于到撑不下去的程度呀！

"活得这么痛苦，你不如死了吧！"一个邪恶的念头冷不防地跳出来。从此那个念头就隐藏在我的心灵暗处，蠢蠢欲动，伺机击倒我。我开始在口袋里藏着刀片，准备在痛苦到活不下去时，就自我了断。

"除了更年期障碍外，我到底得了什么邪门的怪病？"

一丝疑惑在心里浮现。

被诊断为更年期型抑郁症

不明不白地被折磨了将近两个月之后，有一位朋友来看我，帮我在肩颈处按摩。"你的肩膀好僵硬，你会不会是心理压力太大了？要不要去找心理医生谈一谈？"她说。

一语惊醒梦中人，我自己也已经警觉到其中的严重性。如果情况继续恶化下去，保不齐哪一天我真的拿出刀片割腕自杀。我死不足惜，留下我的独子怎么办？而且自杀新闻有时会上报，死得多么难堪、丢脸！

家附近有一家大医院，里头就有精神科。我戴着大大的墨镜，遮住那镶着黑眼圈的眼睛；还涂着浓艳的口红，掩饰了那苍白微颤的嘴唇。在挂号处，我来回犹豫了许久，终于鼓起勇气挂了精神科。

走进诊疗室，我毫无保留地把自己的痛苦向医生倾诉，他静静地听着，不住地点头，我从他专注的眼神里看到了"理解"，我相信他知道我说的是什么。

医生的诊断是更年期型抑郁症，主要症状不是更年期障碍，而是来自抑郁症。

这是我第一次听到这种病名，以前曾经看过几位朋友更年期障碍的症状，如脾气变得暴躁、盗汗、热潮红、闷闷不乐等，我当然知道这是女性荷尔蒙不平衡所致。

但是，我的状态大大超出自己所能理解的范围，说是中邪还比较贴切。

医生看出我的疑惑，向我解释着："你本来就处在更年期的调适阶段，这时一个重大的外在压力很容易成为诱因，生理和心理因素交错影响，而暴发严重的抑郁症。你要把餐厅投资的问题先抛开，尽量让自己放轻松。另外，一定要服用药物，才能直接改善症状。"

我捧回一大袋药物，包括抗抑郁剂、抗焦虑剂、安眠药。

不知是药物的作用还是病情的演变，有一段时间，晚上我服用安眠药以后，觉得原本紧绷的身体变得比较放松，但偶尔会神志恍惚、胡言乱语，比如说："我现在喝了很多酒，我人在酒廊里……""我现在拿着刀片，要从手腕割下去了……"三更半夜起来，儿子跟我说话时，我常如此答非所问、文不对题。他以为我梦游、说梦话。我自己的感觉则是好像走到另一个时空去了。有时我爬起来吃饭，隔天看到桌上的空碗，还问儿子是谁吃的。

或许由于药物的控制，也或许是知道自己得的是抑郁症，因而比较安心了。我好像是电影中被对手打得七荤八素、差点倒地不起的主角，被逼到绝处而激起求生意志力，奋起向敌人猛烈反击。

我要向抑郁症反攻，想办法让自己站起来。

每当那种悲绝无力的感觉回来时，我就用自我对话的方式向自己呐喊："你要救自己！不要倒下去！"

"不！我好累！我起不来啊！"

"起来！拿出你的勇气和力气来！"

生病之前的我，绝对不是一个软弱依赖的人。往昔勇敢、坚强、不屈服、不认输的本性，在此时逐渐跳出来，去对抗那病态而无能为力的自己——被抑郁症摧残得变形走样的我。

持之以恒是我的武器

抑郁症严重时，人会完全失去行动力，所以破解抑郁症的第一步就是行动。

我先从不花脑筋、没有压力的活动做起。我把家里的窗帘拿下来，一块一块洗干净，晾干后再一块一块挂回去。不要小看这种简单的家务事，它就像个火种，点燃了我的能量。

为了让自己有体力，我知道一定要把失去的体重找回来，最佳途径就是食补。我天天吃鸡蛋、鸡腿，因为有丰富的蛋白质。每餐要吃好几碗米饭，因为小时候母亲说米谷是黄金。我立誓要让凹陷的双颊恢复丰腴，让瘦削的身材恢复健美。这时候偶尔看到电视上的减肥广告，真觉得是个大笑话。

有一天早上起来，无意中摸到自己的小腿肚长出肉来，不禁喜极而泣。

我决心走出去。刚开始仍然害怕见到人，就利用大清早的时候出门散步，走累了就拿雨伞当拐杖，走走停停也要坚持一小时以上。我也开始拿出喜欢的衣服穿戴整齐，出门前画眉、擦粉、涂口红，把外表打理一番，想把精神振作起来。我不要让自己回到连刷个牙、洗个脸都没有力气的状态。

心理复健是一项艰巨的工程，心慌、恐惧、焦虑、不安等情绪有时阴魂不散、去而复返，我常觉得无力逃脱。但，我不要被这些心理障碍打断我的各种"行动"。"持之以恒"

是我最大的武器。

家属、朋友的支持是一种力量

抑郁症的种种症状既多样复杂，又变化多端，一般人很难完全理解，患者本身也深感有苦说不出、讲不清。

我不知道能向何人求助，后来虽然找到医生，但门诊时间很短，除了拿药和简单的几句问诊外，心理上的痛苦感受无法获得疏解和协助。

一个偶然的机会，一位好朋友介绍我认识了生活调适爱心会的志愿者。通过电话中的交谈，我感受到她可以百分之百体会我心灵上的痛苦。很奇妙地，两个从未见过面的陌生人，竟然可以在电话线上建立一种默契，得到一种共鸣，仿佛已经熟识了一生一世。

被理解、被关怀，以及被接纳、被支持，是治疗过程中最重要的一种力量，它可以来自家属、来自朋友，甚至来自志愿者。

我的老母亲已经八十高龄，我怕她担心，不敢让她知道我的病。有一天我打电话给一向待我如姐妹的大嫂，跟她说："大嫂！你嫁到我们家三十年，感谢你用心照顾家，谢谢你！"我一边说一边泣不成声，大嫂听了觉得我好像要向她道别似的。她着急地劝我："妹子，你别傻了，以前那么艰苦的日子你都熬过来了，还有什么不能解决的，千万不要胡思乱想。"几句话中流露的关心融化了我冰冷的心情。在我最绝望的时候，那也是一股支持的力量。

我的独生子才十五岁，正读初中三年级，功课很繁重。本来我为了让他有足够的体力应付学业，每天都会亲手准备早餐、榨果汁、熬鸡汤，还为他料理色香味俱全、营养均衡的便当；等他补习回来，我再累也要帮他煮夜宵……或许下意识觉得他已经失去了父亲，我这个母亲应该给他双倍的爱。

我生病了，不但不能像以往无微不至地照顾他，反而要求他来保护我、陪伴我。我像个小孩一样，不敢自己一个人睡觉，挤到儿子的房间，要紧握儿子的手才觉得有安全感，才能安心入睡。

我的儿子虽然长得高大健壮，毕竟还是个孩子。他看到一向坚强能干的母亲变成这么脆弱依赖，虽然嘴里不住地说："妈妈！你不要怕！不要怕！"事实上，他的内心深处说不定也感到很害怕呀！

因此，我深深地自责着，想到如果我死了，才十五岁的他如何孤单地面对未来的人生？我告诉自己，要努力地好起来，为了自己，也为了我的儿子。

但抑郁症的负面情绪如同烧滚的热汤常突然打翻，烫伤了自己，也波及身边的人。当我呻吟哀号着"妈妈的心好痛，好痛呀"，儿子常手足无措，不知道如何帮我。他不能帮我，使我莫名地怨愤起来，尖锐的话语就脱口而出："你这个没有心肝的孩子，和你父亲一样无情。"儿子开始不爱回家，也许想逃避我这个情绪化的母亲。母子关系一度变得很紧张。

我心里很矛盾，一方面需要儿子的关怀和陪伴，另一方面又看他不顺眼，恐吓他，要赶他走。我的语气残酷而冰冷："你走吧！我顾不了你了。"

儿子被我这么一激，也赌气地跟我顶嘴："你根本没有病，你是装病。"

当时，每当黄昏来临，屋内暗了下来，我心里就莫名地害怕，多希望儿子早点回来陪我。才十五岁的儿子，我竟然毫无理性地期待他像个男人一样顶住我的苦难。

有一天，我几近疯狂地对他发脾气，打电话给爱心会的志愿者，用难听的字眼批判自己的儿子，直到心底的怒气痛快地发泄出来。志愿者说和儿子的关系也会直接影响我的病情，她就替我和儿子谈话，帮助儿子了解抑郁症的诡谲难测。

"妈！我以为你已经完全好了，原来你还在生病。"儿子歉疚地说。这种无影无形的疾病，也难怪儿子不懂。

"儿子！妈妈不是故意发脾气，这个病把我纠缠得求生不得、求死不能。你要多体谅妈妈，多想想以前妈妈对你的好。"

经过沟通之后，母子关系就没那么紧张了。同时我也发现，得了抑郁症，尤其在更年期调适阶段罹患的抑郁症，真是没有生气的本钱，因为处在内分泌失调、身心失衡的状态，常常一生气就全身紧绷，生理反应很激烈，手抖、头晕、胸绞痛、胃抽搐等，弄得情绪更往下掉，对病情简直雪上加霜。

最黑暗的一段路已经走过

从发病到接受治疗，再到症状慢慢稳定下来，前后大约是五个月的时间，但我却觉得几乎有数年之久。总算明白"凌迟""煎熬"的真意，如果不是身历其境，充其量

运作失灵，每一个零件都松脱或损坏了。你以为这一部机器可能要解体报废了，没想到，不知不觉地，它又开始顺畅运转，原来的问题已经不是问题。

所谓抑郁症，没道理可言，它抓得住你，你却抓不住它。

不久前，在这位志愿者的鼓励下，我勇敢地面对人群。这是我生病以来第一次参加大型宴会，席开一百多桌，将近一千人，把整个活动中心挤得水泄不通，其中半数以上是旧识。

我刻意打扮，光鲜亮丽地出现在众人面前，一副谈笑风生、妙语连珠的老样子，没有人发现我才刚从一场抑郁症的灾难中劫后余生。

当一位老友过来向我诉说几个月以前丧偶的遭遇，说到痛处泪如雨下，我能够极有耐心地倾听、给予真诚的关怀和安慰，跟以往那种以自我为出发点，热心而又急切地建议对方的助人态度是不同的。我发现自己对别人受苦的心情和软弱的心灵有了更深刻的理解。

那晚我回到家里，脱下宴会装之后，迫不及待地将自己的进步与这位志愿者分享，我很高兴我又恢复了自信。

找回信心，也是"好起来"的过程之一。

生命的龙卷风

在医学上，抑郁症的成因没有定论，我也分不清自己是因为内分泌变化还是外在压力而生病，还是两者都有？

回顾自己这一生，性格左右了我的命运。我是个越挫越勇、极有韧性的女人。

父母生了八个孩子，我排行老三，是兄弟姐妹中长得最健康强壮的一个。记得小幺弟出生时，十二岁的我才读小学六年级，就像个小母亲般地照顾他。

我的父亲早年就有十二指肠溃疡的宿疾，当时医疗不发达，父亲的病情日益严重，我幼小的心灵里以为深山有神仙，我要到山上找神仙拿仙丹给父亲治病。

最后，父亲还是病逝了。我十分懊恼，自己没有及时去求仙丹来救父亲。这个伤痛变成心中的秘密，直到长大后，才渐渐释怀。

父亲过世时向我交代遗言："你是全家最聪明、最漂亮又最有能力的人，我要把这个家交托给你，生活再艰苦你都要维护家的完整，不要让兄弟姐妹流离失散。"

四十多年前的乡下，家里失去男主人，女儿常会被送走当养女。父亲的遗言让我那坚毅、有担当的本性彻底发挥出来，我认为这个家就是我的责任。于是我一边读初中，一边卖奖券赚钱，书也无法好好念，初中毕业就不再升学，小小年纪踏入社会赚钱养家，觉得自己很有用、有价值，为家庭牺牲是一件有意义的事。

1973 年左右，我跟随一位干姐姐到香港发展，我很认真学习，人际关系又好，弥补了自己学识上的不足。那时我在香港租一个小房间，一个月港币五百多元，折合台币四千元左右，房租的负担颇重。我兼了两份差之后，扣掉生活费还能存一些钱，按月寄回台湾帮助家计。

刚到香港，我一句广东话也不会说，出门像个哑巴兼聋子。记得有一次不小心踩到一位先生的脚，竟把"对不起"说成"你客气一点啊"，对方还狠狠地瞪了我一眼。

虽然语言不通闹了很多笑话，我还是过得很开心，主要是我个性率真、爽朗，因而结交了不少新朋友，不久广东话说得朗朗上口，完全可以融入当地生活，过得可谓多彩多姿。在香港住了十多年，换了几份工作，生活有苦有乐，情绪偶有起伏，但我一直用正面积极的态度去面对。

过了适婚年龄之后，我才认识我的前夫，当时也想安定下来，以为找到了一处停泊的港湾。没想到婚后不久，他原形毕露，不负责任，用情不专。几年的婚姻生活中，我经历了女人的大喜与大悲。我孕育了新生命，冒着高龄产妇的危险生下唯一的儿子；同时也失去对爱情的最后一丝憧憬，原本想终生依靠的丈夫，竟然在我承受生产的痛苦挣扎时刻，和情妇双宿双飞。

最后我选择了离婚，成为一个单身母亲。无论是自愿或被迫，我总是要扮演承担责任的角色，这就是我的性格，也是我的命运。

离婚后，我更把重心放在事业上，中年转行投入餐饮业，很幸运地闯出一片天地，我像某些女强人一样，在工作上获得成就感，但感情生活却是一片空白。一方面不再相信爱情，一方面也期许自己是个生活严谨、洁身自爱的好母亲，让儿子以我为荣。多年来，事业和生活的规划都在我的掌握中，一切顺理成章，从不出错。

抑郁症狠狠地颠覆了我的信念，打乱了我的生活秩序。原来所构筑坚守的城堡在瞬间被摧毁殆尽，你紧抱的柱石如同大树被强风连根拔起。

人，哪会无所不能？哪能永远是赢家？

我的认真努力、自我要求高、争强好胜、凡事掌控等，在生命的龙卷风中，反而显得脆弱易折。一次失败的投资竟然差点击垮了我。我想是自己太骄傲，太爱面子，不容有错。

其实退一步想，人生有舍才有得。而且处在全世界经济衰退中，经济学者、专家都可能判断错误、投资失败，何况是我？我认为，一个能够坦然接受失败的人才是真正的成功者。

我想开了，发现身心健康才是最宝贵的资产，得了这场病，可能是老天爷要我停下脚步，重新调整自己。为了做个受人欢迎、被人肯定的台面上的人物，我总是处处考虑别人的需求、顾及别人的感受、迎合别人的期待，从来不问自己真正的想法是什么，日子过得虽风光，其实没有好好地爱过自己、疼惜自己。

虽然这种种并不一定和更年期或抑郁症有直接的关联性，但是，从身心彻底崩解的病态中清醒过来，对生命才有了另一番崭新的诠释，也算是一个意外收获了。

一场龙卷风，虽然突显了人类的渺小和脆弱，但是灾后人人重建家园、恢复生气，何尝不是更证明了人类的韧性和勇气？

我会乐观地活下去，即使生命中可能还会有一场接一场的龙卷风。

专业观点

若晴将过去得抑郁症的经验比拟为生命中遭遇了一场龙卷风的情形，令人感受深刻。人生宛如一次旅行，虽有事先计划，但其中会遭遇什么，往往无法预知，命运不全是既定的，遇事要能妥善应对，才不至于漂泊不安，失去人生的方向。

当时若晴的抑郁症状的确相当严重，可能与其病发时正处于身心较脆弱的更年期有关。目前她已开始上班，似乎恢复了自信，对自己过去情绪上的障碍能够侃侃而谈，也能面对一切的不愉快，并抱持许多正面的理念。虽然若晴还需持续接受追踪治疗，但她的整个精神状态以及面对生病的态度是健康的。

抑郁症的发生及程度因人而异

一般人对抑郁症总是一知半解，以为受了打击后心情不佳、闷闷不乐即是抑郁症。其实，这种单纯的哀伤情绪每个人都会有，人生总是充满喜怒哀乐，但情绪严重到成为一种疾病，一切就不同了。

精神疾病在现代精神医学中，以遗传及脑中生化变化的探讨为主流；抑郁症的发生原因可以从心理、社会、生物等各层面去探讨与解释，脑与精神代表物与心，是一体的两面，精神是脑的功能。我们目前对精神疾病的诊断倾向以无理论性的描述，采取医学诊断模式，就病人在临床的表征、病程、家族史、治疗上的反应，排除其他疾病的可能性，以及可行的临床检验等方向来确立疾病单元。

美国精神医学学会 1994 年出版的《精神障碍诊断与统计手册》（第四版），对"重郁期"（Major Depressive Episode）的诊断准则如下：

一、在两周内出现以下症状超过五种（其中至少有一种症状为 1."忧郁情绪"或 2."失去兴趣或快乐"），而使原本功能发生改变（但不包括因一般身体情况所引发的症状或情绪之妄想或幻觉）。

1．一天的大部分时间，几乎天天有忧郁情绪，可由主观感受到（如感到悲伤或空虚）或为别人所观察到（如哭泣的表现）。注意：儿童及青少年则是表现出激动的情绪。

2．显著地在几天内或每天对所有或几乎所有事物的兴趣减低（可由自我感受或他人观察到）。

3．不节食体重却显著减轻或显著增加（例如在一个月内改变体重百分之五以上）。注意：孩童的症状则是指其无法达到预期性体重增加。

4．近乎每天有失眠或多眠情形。

103

5．近乎每天有精神激动或迟滞的情形（由其他人观察得到，不只是主观地感受到有不安定或迟滞情形）。

6．几乎每天感觉疲劳或失去能量。

7．几乎每天感受到自我无价值感或过多或不恰当的罪恶感（不只是自我谴责或因病而有罪恶感，有些可能是妄想性的）。

8．思考或集中心力的能力渐渐退化，或有优柔寡断的情形（可以是主观感受或由他人观察而得知）。

9．反复思考死亡（不只是害怕死亡而已），有自杀欲念却无特定计划，或有自杀或企图寻求自杀的特殊计划。

二、这些症状不符合混合期（指混合郁期与躁期）的准则。

三、这些症状会造成某种临床程度的不快或社交、职业或其他重要功能上的缺失。

四、这些症状并非某种物质对生理上的直接影响（如药物滥用）或一般医学情况（如低甲状腺功能）。

五、此症状表现并不只是伤痛，也就是说，若是失去所爱的人或事物，其症状表现须持续两个月以上或有明显的功能障碍、病态的无价值感、自杀欲念、精神病症状或精神动力迟滞等。

在《精神障碍诊断与统计手册》（第四版）有关"情绪障碍"的章节中，先就周期区分为"重郁期""躁期""混合期""轻郁期"等四种，而"重郁期"则分为一次发作及再发作两种，且均可被特别区别为"强直性"、"美兰可利亚"（Melancholia）、"非典型"、"产后发生"、"精神病性"等特征。而所谓"美兰可利亚"指的是表现出对所有的活动失去乐趣、对快乐的事物缺少反应、早晨情绪特别糟、早醒、精神动力迟滞或激动、相当程度的厌食或体重减轻、有强烈或不适当的罪恶感等特征。若晴的抑郁症很明显地出现此种形态的病症。

重郁症在人们口中的"终生盛行率"（lifetime prevalence rate，指接受调查时，曾经发生重郁症者在人口中所占的比例）为百分之四点四（Paykel, 1992），严重的抑郁症者中有百分之十五会自杀。发生抑郁症的危险因素有：

性别：女多于男，比例为二比一。

年龄：开始发病期在二十至四十岁最多。

家族史：有家族史者比一般人口有一点五至三倍的危险率。

婚姻：离婚或分居者有较高的发生率。已婚男性比未婚男性有较低的发生率，而已婚女性则比未婚女性有较高的发生率。

产后：在产后六个月内会增高危机。

生活变化：与压力的累积强度正相关，与支持系统的强度负相关。

药物、心理治疗双管齐下

若晴的情况起因于被人倒债，所以会发生抑郁症，且应属重郁症。文中提及她被医生诊断为"更年期抑郁症"，这是一种晚发（或在更年期发生）的抑郁症。过去精神医学大师克雷普（Emil Kraepelin）特别针对此种抑郁症加以描述，因而它曾被视为一种特定的疾病单元，但目前精神医学界已放弃这样的看法，而视为一种抑郁症，只是发生在更年期而已。须特别澄清的是，一般在更年期发生的多虑、疲倦，对日常生活事件穷于应对的情绪状态，与更年期的生理变化有关，但并非属于重郁症。更年期是人生周期中身心变化较剧烈，较易发生调适障碍的一个环节，许多人在此时开始回顾以往不够完美的地方，也会为自己的身体状况变化而苦恼，对压力的耐受力变得较低，故此时期心身调适须特别加以注意。若有明显的停经综合征（manopausal syndrome），会出现突发性热潮红、心悸、盗汗、紧张等症状，此时当然可以考虑荷尔蒙治疗，但一般而言，心理上的调适、自我认识更为重要，若出现精神状况，则当提早寻求精神科治疗。

若晴历经离婚、独立抚养小孩、被倒债、生意投资失败等生活事件，这并非一定会得抑郁症，精神疾病的发生乃如传染病一样，可以"易感性"或"脆弱性"（vulnerability）的高低区别一个人是否易于得病，就如同在同样会受感染的环境，因个人的抵抗力有所不同，得病概率亦不相同；当然，在遭遇重大生活事件时，每个人都会产生剧烈的心理反应，但面对相同的生活压力，亦会因个人精神强度（包括天生的脑功能、性格成熟度及应对事件的能力等）而有不同的得病概率。

目前精神医学上对重郁症的治疗，一般而言，药物治疗能达到临床症状上明显的改善；而精神分析性心理治疗或认知行为心理治疗则对官能症性抑郁症或轻郁症的效果较大。但整体而言，重郁症和轻郁症两者均需药物与心理结合的治疗。

若晴因接受药物治疗而使其症状得到改善。更幸运的是，她能进一步接受团体治疗，向别人学习，在认知上得到改变、情绪上得到支持，这样结合性的治疗方式对抑郁症病人是很重要的。若晴也因此在治疗后对人生的看法有了根本的改变，她不再以为自己无所不能，不再有追求完美的欲念，遇事亦能知进退而有弹性，也不以迎合别人的期待来要求自己，开始真正地爱自己。

04

意外的礼物

——阿海的故事

上天给我一个意外的礼物，

让我这样一个菜市场小贩，

没有深厚学识、财势的小市民，

因为得了抑郁症而能够投身在为众人服务
的志愿者行列，

使原本微弱、渺小的生命完全燃烧、发
亮……

不爱读书的傻小子

我出生在一个平凡、单纯的家庭，有一个弟弟和一个妹妹。身为老大的我，从小就是个不爱读书的傻小子，换句话说，不是个读书的料。虽然每天乖乖地背着书包上学，静静地坐在教室里听课，但从来也没有搞懂那些庞杂、繁复的数字和文字。

初中读了四年还不能毕业，成绩单上一片红字，老师对我很头痛，不知该留还是不留。我倒很干脆地请求老师让我毕业，反正我不打算升学，留下来对谁都没有好处。

我的父母亲都在工厂上班，父亲比较不负责任，自己赚钱自己花。母亲很辛苦，里外都要兼顾。他俩都不识字，人生的目标是"能求得三餐温饱，以及有个遮风避雨的地方"。

我看到父母常为家庭经济吵架，心里很想多赚点钱来分担家计。初中毕业找不到什么好工作，我就先去当学徒，学木工。一个月才赚三百元，全部拿回家交给父母，常常口袋里连买一杯冰水的钱都没有，下工后同事们相约去逛夜市，我总是推说太累了不想去。

过着这样俭省、单调的生活，我从来不觉得自卑、自怜。好像是上天在我的脑子里少放了一根对负面情绪的感应神经，认识我的亲戚朋友公认我是个没脾气、乐天派的年轻人。

在室内装潢公司当木工学徒，几年下来，我也学得一技之长。后来我自己存了点钱，开了一家小小的装潢店，生意最好时，雇用了七八位工人，每天在木材、锯屑中过日子，从早忙到晚，累了倒头就睡，睡醒了就干活。偶尔工作伙伴彼此戏谑、说一些荤笑话，多少为缺乏变化的平淡生活掺入了一点色彩。

"傻小子，想不想抱个女人睡觉啊？"一个老木匠撩逗着我。

我呵呵地傻笑，发现自己心神浮躁不安起来，似乎年轻男子体内的雄性荷尔蒙蠢蠢欲动，搅乱了静如止水的心情。

有时参加朋友的婚礼，眼见春风得意的新郎搂着娇艳含笑的娘子，心里可真羡慕。父母也看穿我想娶妻的心思，到处托人为我做媒。

二十七岁那年，经人介绍我认识了一个年轻女子。第一次见面还算顺眼，看她静静地啜饮玻璃杯里的果汁，垂肩的发丝半遮着侧脸，使我的脑海里泛起阵阵涟漪。不禁想着如果和眼前这位女子共组一个家庭，每天下工回来，妻子笑盈盈地等我，热腾腾的饭菜已放在餐桌上，两人边吃饭边谈笑，我一天的疲劳将随之消除无踪。

适婚年龄的我充满了对异性的甜蜜幻想，很快地和她密切交往。虽然一个多月后，我开始发觉她的脾气不好、很难相处，感到两人个性不合，不如趁早分手，以免感情越陷越深，但是，她的母亲很中意我，想尽办法邀我去她家，热情地款待我。丈母娘的攻势软化了我，几个月后，我们就结婚了。

我的新婚妻子有"躁郁症"

新婚第三天，喜宴的对联还张贴在门口，宾客的划拳声和酒香味仿佛仍残留在空气中，我的春梦却已醒。

妻子的情绪很不对劲，当我轻声细语地唤她的名字，她会突然大声骂我，两眼流露出一种奇特的恨意，好像我是个侵入她私人领域的陌生人。

当时我以为刚新婚，她有些不适应，我想既然成了夫妻，我是个男人就该多体谅她一些。

不料，她一天比一天严重，不断找人麻烦，甚至对我的父母无理取闹。我看电视时，她会把插头拔掉，我再插回去，她干脆拿出剪刀把电线剪掉，那种泼辣撒野的样子令我不敢相信，这就是我兴高采烈娶回来、打算共度此生的新婚妻子。

后来她几乎彻夜不眠，吵闹不休。我怕吵醒家人，对她越忍气吞声，她越是提高嗓门吼叫。我看情形不对，偷偷通知岳父母，他们赶来我家，二话不说就将她送到精神病院。

到了医院，一查病历才知道早在结婚以前，她就有多次急诊住院的记录，诊断病名是严重型的躁郁症。我有一种受骗的感觉，我的父母是老实人，只以上辈子欠债的宿命论来劝我。

出院后，妻子的病情因药物控制稍稍稳定。我自认本性温顺、随和，心想只要以后尽量忍让她，也就可以相安无事了。

当时年轻无知的我，以为躁郁症的特点就是脾气暴躁，根本不懂这个疾病的险恶复杂。说我是抱着一颗定时炸弹睡觉也许太严重，但后来的婚姻生活像是一团快速奔窜的火球，我抓不到它，也没有本事浇灭它，有时我幸运闪开，有时它倏然飞滚到我身上，措手不及地被它烫烧得满地打滚。

妻子的病症是以狂躁发作为主，发病时，日日夜夜精神亢奋、思绪澎湃，必须靠药物才能入睡。又因为神经极度紧张、敏感，任何一点点声音都会影响她的睡眠，被吵醒的她就像是被踩了一脚的怒狮，立刻大发脾气，因此我们之间没有性生活可言。有时我难免有生理需求，但只要一碰她，她就一脚把我踢到床下，发病期的她力气很大，我抵挡不住。一次、两次、三次……被她用这种方式拒绝，最后我也就兴趣缺缺了。

结婚两年，我们有了第一个儿子，记得那是在大白天，她的心情还算稳定时，我嬉皮笑脸地求欢她才答应。谈不上性爱的欢愉，但没想到上天就在这一次给了我第一个意外的礼物——我的大儿子。

夫妻生活次数屈指可数，将我身为丈夫对妻子肉体的渴望和热情渐渐浇熄了，但她为我生下儿子，我更觉得自己对她有份责任。不论是她平日清醒时的霸道，还是狂躁期发作时的狂暴，我只有以配合的方式满足她对我的种种要求，减少她发怒的频率。

带孩子的任务则尽量请我父母帮忙，看得出来她也懂得疼爱自己的亲生骨肉，但那种喜怒无常、忽冷忽热的样子令我心惊肉跳，有时不免担心她会不会突然抓起幼儿摔到地上。

头几年我还会存着一丝希望：说不定会出现最新的药物，可以完全治愈妻子的病，也许有一天她突然清醒过来，像一个正常的妻子、母亲，好好照顾这个家和孩子。但随着第二个孩子的出生，希望逐渐破灭了。

曾经有过离婚的念头

本来我害怕妻子的病会遗传给下一代，所以觉得一个孩子就够了。

没想到我们在少数几次性生活，也都使用保险套的情况下，仍然有了第二个孩子——我的小女儿。

或许，小女儿是上天赐给我的第二个意外礼物，但也使我们的家庭增添更多的变数。

可能怀孕和生产对妻子造成太大的生理变化，她的病情在小女儿出生后更为严重。而我为了生活，每天工作时间很长，累得像头牛，对两个孩子较为疏忽，引起妻子的不满，经常一通电话打来："孩子很吵，你立刻回来，否则后果自行负责。"

那时我的装潢店因生意清淡，养不起工人，只好忍痛结束，我改行在菜市场摆摊子卖水果。妻子的电话常在我生意最忙碌的时候打来。我一方面招呼顾客，一方面要好言安抚她，弄得手忙脚乱、心神不宁，有时干脆收摊回家。

但水果摊子收摊十分花时间，有一次等我收好、回到家里，儿子已被盛怒之下的妻子扭伤耳朵，耳朵被撕裂一半，血滴在衣服上。儿子哭到声音都嘶哑了，小女儿蜷缩在墙角，吓得发抖。我一把抱起儿子，心都快要碎了。

送医途中，儿子一边哭一边说："我又没错，妈妈为什么要这样对我？爸爸，我很乖的！"

"乖儿子，妈妈不是故意要伤你，妈妈只是生病了。等妈妈醒过来，她一定很后悔，很心疼你！"我尽力安慰孩子无辜的幼小心灵。

处在狂躁期的妻子，有时连药物也压制不住易怒的情绪，她常把孩子打到跪趴在地上求饶，好几次我收工回家时，远远地就听到孩子喊救命的声音。

"妈！不要打我啦！我好痛啊！爸爸救命呀！"

我一听，立刻冲到大门边想救孩子，她却从里头反锁，我在外面急得满头大汗，真担心孩子被打死，我在心里直喊着：老天爷！我该怎么办？该怎么办？

老天爷无法回答我。

在一个寒冬的深夜，我从摆摊的夜市场回来，妻子已吃药上床睡觉。我走到两个小孩的房间，只见被子踢掉在地上，两人瑟缩成一团。儿子的脸上有几道带着血迹的抓痕，眼角犹有未干的泪痕。小女儿微睁开惺忪的睡眼，喃喃地呻吟："肚子饿……"显然妻子又没有煮东西给孩子吃。

刹那间，一个念头浮现："我要离婚。"

过几天，我到岳父家提出离婚的请求。他们还算明理，了解我这些年所承载的磨难，或许这也是他们全家人曾经领受过的痛苦。

他们答应我的离婚请求。但我进一步问他们如何安置她，她的兄弟异口同声说，没有人可以照顾她，但是，愿意每个人出一些钱，送她到私人精神疗养院住下来。

我听到这个结论，内心十分不忍。妻子的病在一年当中至少有三分之一的时间是清醒的，这时她会知道丈夫、会关心孩子，与这个家有感情的连接。如果送到那种以慢性精神病为主的私人疗养院，等于彻底断绝亲情，与外界社会隔离。我想她这一生恐怕再也没有清醒的机会了。

毕竟她是我结发的妻子，是两个孩子的生身母亲，我真的狠不下心。看看身边已经吃了药、情绪还算平静，但一脸空茫、眼神涣散的妻子，我告诉岳父母：

"算了！我还是带回去自己照顾好了。"

从此，我打消了离婚的念头，对这个婚姻认了命。

不料，妻子表面上看起来虽神志不清，却敏感地察觉到我打算离弃她的念头，对她的心灵已造成不小的打击，再加上不久之后一向疼爱她的岳父突然过世，无疑雪上加霜，此后她的发病期拖得更长，病情更恶化。每年至少有一次必须住院治疗，其间送急诊更是不计其数。每次送妻子急诊的过程，我总像脱了一层皮似的。救护车、出租车都不肯载，只好拜托亲朋好友开自用车，两三个身强力壮的男人才能抓得动拼命挣扎、力气很大的妻子。

到警察局领回游荡街头的妻子

"如果我是你，娶了这样的妻子，我早就比她先疯掉。"一位朋友慨叹地说。

我淡然一笑，大概是自己天生逆来顺受的个性，或者是前世债今生还的宿命吧！

在居住的街上，人人都知道我们这一家，因为有几次妻子狂躁期的发作十分令人惊骇，她完全掉入另一个疯狂、扭曲的世界，有时脱光衣服跑到街上，大庭广众之下人人围观，直到有人报警把她带到警察局。

第一次接到警察打来的电话，真是心惊肉跳，以为妻子跑出去伤害了别人。我赶到警察局，看到她被一位女警按住双手坐在椅子上，上半身披着一件短外套，掩不住她裸露的身体，眼神怪诞而狂乱，完全不认识我这个丈夫。警察局外面还有一些探头探脑、好奇观望的路人，我心里说不出是何种滋味，后来连续发生好几次，总是警察通知我去接她回来。我似乎也渐渐麻木了，我告诉自己，我的妻子只是生病了，她不是杀人抢劫的罪犯。

有时我走在街上，一些人在背后指指点点、窃窃私语，依稀还可听到言语中夹杂着暧昧的笑声。"所谓正常的人好像更残忍些……"我想着，也不会感到特别生气或难过。我尽量往好处想：一种米养百样人，毕竟身边也有很多关怀我、愿意帮助我的好人。

虽然妻子发病时的诡异行为使我不免有些难堪，但我有更多的无奈和不解。老天爷为何创造"躁郁症"这种怪病？怎么会让一个人心智丧失到如此地步？平日神志正常的她也算是个行为严谨的女人，为什么会错乱到羞耻心彻底瓦解？

我有限的知识实在是不明白，永远也不明白啊！

睡在卫生纸堆上

妻子的脑子就像被恶魔盘踞，她因被疾病控制而疯狂。与她同床共榻的我，也不得不随着她与恶魔周旋。

我拼命工作赚钱总算买了一间公寓的一楼住家，花了六十万元整修后，房子焕然一新，全家欢天喜地搬进去后，不到一个月的时间，妻子就把家里弄得面目全非。

分不清是她脑中疾病的恶魔在施法，或是她的性格真面目，即使不发病，妻子也是个掌控欲很强的人，家里的生活方式全是由她来主导。常人很难相信，我们一家人过着这么原始而奇特的生活。

她的东西很多，从房间到客厅，从浴室到厨房，她不准我们碰她的东西或任意移动位置，似乎下意识在扩充她的领土、增大她的版图。渐渐地，我和孩子们的范围不断地被压缩、变小。

有一次市面上放出风声——卫生纸要涨价，她打电话订购了一卡车卫生纸送到家里，我看到那一车卫生纸当场傻了眼，如果拒绝收货要付两千元运费，只好乖乖地付了账，一箱一箱地搬进屋里，邻居打趣说："是不是全家人都拉肚子，买这么多卫生纸？"我真是哭笑不得，在想尽办法把卫生纸塞到每一个可能的空间之后，我们一家人就睡在卫生纸堆上面了。

在三餐饮食方面，妻子也有很多固执的怪癖，厨房的锅盘不让我碰，坚持全家人都要吃她煮的食物，我如果有一餐在外面吃，回来后她必定发一顿脾气。

她煮的菜平淡无味，而且没有一点变化。比如说：一把空心菜用来炒一盘菜，锅底剩的一点空心菜叶加水后就煮成一锅汤，全家人盛饭配炒空心菜和菜汤，就算解决一餐了。

我担心正在发育期的小孩营养不够，从外面带一些好吃的点心给他们，妻子一看到不分青红皂白就抢过来丢到垃圾桶里。有时我只好叫他们偷偷藏起来，等妈妈睡了再吃。

我每天工作到深夜，从摆摊子的夜市场回来，常饿得眼冒金星、两腿发软，忍耐着回家吃妻子准备的食物。结果她常只盛一碗饭，放上两块花生糖要我配饭吃。我一吃发觉上面是热饭，下面是冰冷的饭，显然是从冰箱拿出来的剩饭，实在无法下咽，只好哄她上床睡觉，再把花生糖藏起来，找出酱油拌饭吃，勉强填饱肚子。

有一晚，她说煮了蛤仔鸡留给我吃，我找了半天才闻到桌上一个小锅子有蛤仔的味道，连喝了三大碗汤配上干饭吃。隔天凌晨，她的情绪不对，我一问之下，她才生气地怪我："为什么不吃我留的蛤仔鸡？"原来她把一碗汤放在电锅里。我糊里糊涂灌下去的是洗锅子的水，平常她煮的汤不放盐，所以我也就分不出是汤还是水。

衣着方面，她深信男人穿得体面就是要做坏事，便把我所有的好衣服都藏起来，只留几件十几年前的旧衣服替换着穿。她也常将衣服堆积半个月不洗，家里乱得没有走路的地方，孩子常从脏衣服堆里翻出发臭、发黄的制服来穿……我恨不得自己一天有四十八小时可以兼顾工作和家务。

点点滴滴累积十几年的婚姻生活，回想起来像是一场怪诞的梦，说不定什么时候我突然醒来，妻子、孩子都消失不见，我又变回无忧无虑的单身傻小子，和工作同伴笑谈梦中一幕幕不可思议的场景："还好只是个梦……"然后吓出一身冷汗，欣慰地叹一声。

屋漏偏逢连夜雨

当然，以上情节都不是梦，是真实的人生。

夫妻情感生活的空虚，使我更把精神寄托在工作上，十年内，不但买了自己的房子，还有数百万的储蓄，本来以为可以减少一些工作时数，让自己多一些休息时间，也多陪陪孩子。谁知道命运好像是猫爪子，不断地逗弄我这只没有抵抗力的小老鼠，抓了又放，放了又抓。

某一年元宵节，弟弟七八岁的小儿子在房间里玩灯笼，不小心打翻了里头的蜡烛，棉被、衣服烧了起来。小侄儿年幼无知，心里害怕就把门关起来跑掉，在没人发现的状况下，无情的火舌迅速蔓延，一发不可收拾，不但烧毁了父母早年辛苦建造的老屋，而且燃烧到左邻右舍的八栋平房。父母年老体弱无力拿出赔偿金，弟弟经济不好，负担又重，也扛不起这个责任。眼看弟弟可能要坐牢，我是家里的老大，只好站出来解决，这一场大火不但赔掉我所有积蓄，还负债一百多万元。

我为了还债，每天工作二十个小时，一大早四点多出门批发水果到菜市场卖，摊子从早摆到夜深十二点才回家，洗个澡上床只睡三个小时，又要开始另外一天的工作。伏着年轻力壮，三天三夜没睡觉也击不垮我。无休无止地拼命赚钱还债，从不怨天尤人。

1995年初，母亲被检查出得了肝癌，从发现到过世一年期间，我无论工作有多忙，一定亲自带她上医院看病。后半年，母亲的病情转危，经常住院治疗，因为付不起特别看护的费用，而且相信母亲最希望我能陪伴在身边，所以我除了做生意的时间，几乎天天到医院照顾母亲，希望能尽量减轻她病症的痛苦和面对死亡的恐惧。

那时父亲的身体也不太好，经常咳嗽，我到药房买些成药给他吃，当作单纯的感冒来治疗。直到父亲咳出血丝来，我才惊觉其严重性，赶紧带他到医院检查，竟然被宣判是肺癌。回家等病房的第六天，父亲就高烧不退，我立刻送他到住家附近一家医院急诊，那时母亲也因肝昏迷住在另外一家医院的加护病房。

每天我到市场做完生意后，就马不停蹄直奔两家医院，轮着照顾父母亲。开着载货的小卡车，途中我的眼睛酸涩得快合起来，只好用绿油精、万金油刺激，才能保持清醒开车。

晚上轮流睡在不同的医院，无论人在哪一边，都不敢安心入睡，就怕自己睡着，再也见不着父亲或母亲一面了。

有时听到护士进来通知柜台有电话，全身就不自觉紧张起来，以为是另一家医院传来的噩耗。

后来发现自己的体力真的无法负荷了。只好拜托别人帮忙照顾父亲，我自己全心留在病情较重的母亲身边。没想到父亲在第四十五天突然死亡，比母亲还早走。不知是医疗上的失误，还是受托朋友的疏忽，已经很难追究了，但我心里对提早离开人间的父亲充满了愧疚和自责。

父亲走后的第二十九天，也就是出殡的第三天，母亲也死于肝昏迷，两个人没有留下任何一句遗言。忙完父亲的丧事，我立刻打起精神准备母亲的葬礼。丧亲的哀伤是一种来不及咀嚼的情绪，很快地在做法事的诵经声中被掩盖了。

父母的坟并排在一起。有一天黄昏，我独自提了一些水果上山探望他们。跪在坟前冷冷硬硬的水泥地上，我才猛然认清一个事实：父母永远走了。以前心里有任何委屈，都可以回家向他们诉诉苦，好像理所当然的，父母就等在那里，一进家门，那熟悉的感觉跟空气一样无形而自然。父母走了，才知道他们存在的重要，我跪在那里痛哭出声，请父母原谅他们的傻儿子。

当时，我曾想过在父母坟前盖个草屋，陪他们一段时间，只是回到家中，看到神志似清楚又紊乱的妻子和两个孩子，只好又打起精神为家人打拼，现实生活是不容许脆弱的。

这时，我感到自己比以前容易疲倦，晚上睡觉时会盗汗，把棉被都沾湿了，心跳加快，有一次剧烈得就像要从口腔跳出来似的。我曾到心脏科检查。"心律不齐，拿点药吃就没事了。"医生连头都没抬起来，丢下一句话就开药方。我也觉得自己很健康，一点小毛病不必大惊小怪。赚钱养家、还债才是当务之急。

抑郁症找上门

几个月后，也就是隔年的初春，正是春暖花开时节，妻子的躁郁症又发作了。她像热锅上的煎鱼发出吱吱声响，溅出的热油烫伤了身边的每一个人，我首当其冲。要将处在躁郁期、情绪高涨的妻子送到医院，是极其困难的行动，她力大无比、充满敌意和抗拒，很难被制伏。

我找了几个同在市场做小生意的朋友来帮忙，好不容易将她送到精神医院的急诊处等候住院的病床。因妻子是这家医院的常客，护士对她的防护较为宽松，让她有机可乘，偷偷从急诊处逃出来，跑到医院旁边的山上。春雨绵绵的季节，山上的小路泥泞潮湿，妻子可能失足滑倒，从半山腰摔下去。医院甚至动员管区警力支援，搜遍整个山区，才在山涧的一棵大树旁边找到她，这时已是她偷跑出去的第三天。

当我在急诊处看到躺在病床上的妻子，满嘴牙齿掉了一大半，衣衫被扯裂成碎片披挂在身上，全身伤痕累累、血迹斑斑，真是惊恐得说不出话来。

我脑子轰的一声，一大堆自责、悔恨的念头冒出来："都是我的错！我的错！我不应该离开急诊室……"

妻子发病时完全意识不到自己有病，每次送她到医院都要跟她搏斗一番。在她的意识中，认定自己就要被抓去关起来，所以我总会陪在急诊室等病房，或者特别交代护士留意她的行动。这次我疲累得顾不了那么多，把她送到医院后，只觉得松了一大口气，趁她休息时，回家洗个澡、看看孩子，孰料才离开不到两个小时，她就出事了。

我想到这三天下着雨，妻子孤零零地一个人躲在山区，一定是又湿又冷又饿。她的心里一定很怨恨我这个做丈夫的，恨我强迫送她到医院，却又不能保护她、照顾她。在她那趋近狂乱的脑子里，如果反复播放这种怨恨的讯号，只有把她推向毁灭的边缘。说不定她就是用自残或自杀的方式来向我抗议呀！

此刻，她五花大绑地躺着，两眼直瞪着我，眼睛里的两把熊熊野火狂烧不止。她似乎完全不认得我了。

我站在妻子的世界之外，心里头不停地回荡着自责的声音："我是个无能的丈夫，我不能保护妻子！"好奇怪，这不像本来思考很单纯的我呀！我怎么变得那么多愁善感？

几天后，医生将妻子安排住进急性病房，妻子逐渐恢复意识，反而是我整个人显得很疲惫，想睡个好觉，不管任何事、任何人。

妻子的主治医生为她安排一对一的会谈，要求家属一起参与。在会谈中我告诉医生："我活得好痛苦，不知道生命有什么意义。我累了，我真的累了。"

医生温和地问我："照顾太太的这些年来，你曾经有过这样的感觉吗？"

"没有！从来没有！只有这次。"我很肯定地回答。

"有没有其他不舒服的地方？"他又问。

"有啊！会盗汗、头晕、心跳很快、吃不下东西、睡不好觉……不过这都是小毛病，我还算很健康、很强壮……"

讲到最后，我还特意坐直身子、挺起胸膛。

医生一句话也没有说，只是静静地看着我、看着我。

那种包含理解和关怀的眼神，像电流一样启动了我心中的某个开关，我突然像个小男孩一样地哭出声："我没有把太太照顾好，她伤成那个样子，我好自责。昨晚我无法睡觉，越想越难过，我用手捶墙壁，捶到手破皮、流血了，再用盐巴抹在伤口上，痛到快尿出来了，才能减轻心头的痛……我以前不是这样子的！"

"我相信你本来是个勇敢坚强的人，不过，你真的从来没有过这种症状吗？"医生再追问。

"好像在半年前就有一些症状了！"我突然想起来，接着我将双亲在一个月内相继过世的事情一五一十地告诉医生。

"我想你得了抑郁症，不过不要太担心，还只是轻微症状，吃一段时间的抗抑郁剂就可以了。我建议你参加本院的团体心理治疗，也许对你会有帮助。"他说。

一直到今日，我都很感激这位好医生，他的专业敏感和对人的主动关怀，很快地发觉我的问题，使我那已经产生裂缝的生命堤防及时得到修补和加强，恢复原先的坚固，而不至于崩塌、泛滥成灾。

进一步地，也让我清楚看到，自己长期用精神意志力去建筑心理堤防，或许还能应付、抵挡较缓和的冲击，但是，一旦面对非常猛烈而湍急的人生洪流，就真的可能面临决堤的危机了。

原来我可以过得更好

我接受那位医生的转介，进入团体治疗班，这真是一个崭新的经验，从精神科患者的家属变成挂号看诊的病人，所不同的是妻子毫无病识感，而我却清清楚楚地感受到自己的痛苦。感谢健康医疗保险的福利制度，让我这样的升斗小民也有机会和来自各行各业的朋友一起学习，只要付出一百五十元的费用，就可以得到两个小时的疗程和相关药物。

刚开始我的情绪十分低落，一直掉在一个病态思维的漩涡中打转。妻子的外伤和病情其实已在改善，我却仍然不断地反复着自责的想法，而且往前追溯到对父亲过早去世的遗恨，这样的情绪像一条越缠越紧的绳索，勒得我快要透不过气来，甚至产生干脆把妻儿带走、脱离人间苦海的念头。

"我看到的是一个很孝顺的儿子、很尽责的丈夫，你为家人所做的已经超过一般人所能做的，我觉得你太了不起了。好奇怪！你怎么会对自己那么残忍？这样狠心打击自己？"

"而且更奇怪的是，你那么辛苦地打拼是为了让妻子、孩子能生存下去，怎么反倒会有全家同归于尽的企图，这不是很矛盾吗？"

"是呀！你最糟的状况已经过了，再坏也不过如此了啊，你还担心什么？"

团体治疗中有医生、心理治疗师、护理师、病友，还有生活调适爱心会的志愿者等成员，当我陈述内心的负面思想后，众人你一句我一句地指出我的扭曲和谬误，有趣的是，好像也是在提醒他们自己，因为病友们都有相同的死角。

渐渐地，我也有力气去回应他们的难题："抑郁症、焦虑症都不是绝症，你一定会好起来的，要有信心，不要心急，因为生病是长期累积的结果，也要给它一段时间去慢慢恢复。"我对刚进来的新病友说着。

那个在初中时代不爱读书的傻小子好像变聪明了，我觉得自己打开了心、眼、耳、口，去想、去看、去听、去说，团体治疗中每个人都是我的老师，我不但在接受治疗，也在学习成长。

我发现自己得抑郁症的主要原因和其他病友略有不同。我并没有抑郁性人格特质，从来不会钻牛角尖，我甚至是个天性乐观的人，本来没有任何得抑郁症的理由。只因为长期体力大量透支，不懂得休息，才造成精神消耗。父母过世和妻子摔伤的一连串变故，如果在平时身心健康的状况下，我应该有应付的能力，但是身心已经疲惫不堪的我，失去原有的抵抗力，刚好让抑郁症有机可乘。而自责的情绪正是抑郁症的副产品。从这个角度来看，恰恰推翻了一般社会大众对抑郁症的主观印象："是一群悲观软弱、多愁善感的人才会罹患的心理疾病。"

治疗了大约半年，我的身心逐渐恢复健康。我认真学习，也因此对精神官能症颇有心得。精神官能症的疗效和预后情形，比起重度精神病、躁郁症，实在是好太多了；尤其是官能性抑郁症，大多数可以康复到干干净净、不留痕迹的程度，重要的是在生病期间很需要别人的理解和支持。

在团体治疗过程中，我发现自己对人有高度的兴趣和关怀，所以加入了生活调适爱心会的志愿者行列。帮助其他病友，使我的生命内容变得十分丰富，不但增进人际关系，扩大生活视野，而且可以发挥自己的潜能，让自己活得更有意义、更有尊严。

回过头来处理自己的家庭问题，我也比以前有智慧多了。妻子的疾病除了是先天体质外，情绪失调也会加重病情。过去我不懂得处理，总是等她情绪引爆、一发不可收拾才赶快送急诊，原来我认定躁郁症只能靠药物，除了送医治疗外，家属对这个病只能完全投降，没有任何努力空间。后来的志愿者工作让我有幸在精神科医生旁边聆听、学习，增加了不少这方面的知识，我才发现妻子在发病之前会有一个酝酿期，只要提高警觉，在她出现某些征兆时，就立刻用沟通的方式安抚她、疏解她的情绪，真的就会降低发病的频率和程度。

这三年来，妻子很少像以前那样严重发病，我们家庭的气氛也有很大的改善。我不知道究竟是上天怜悯我，还是医疗上的一个奇迹。或者，是我自己开始懂得如何在认命中寻求生机吧。曾经一天工作长达二十小时的我，现在已经改变非常不健康的生活方式，每个星期除工作外，有一天是我为爱心会病友服务的时间，另外一天是自己、家人休闲的时间。

我也不再扮演"冷面铁汉"的角色，曾经因长期性欲压抑和情绪压抑使我神经紧绷，现在的我用升华和转移的方式把热情化为对病友的协助和关怀，心情不好时就找志愿者伙伴们倾谈；也就是说：以疏通代替围堵，预防更胜于治疗。所以，帮助别人，受益最大的是自己。

如此说来，抑郁症是个礼物，一个意外的礼物。

因为抑郁症，才知道原来我可以过得更好。

▎专业观点

▎我见到的阿海是个乐观而有自信的人，他对自己目前的志愿者工作非常满意，虽然学历不高，但上进心很强，非常好学。说起自己的病史，他带着大彻大悟后的冷静与智慧。

阿海的性格原本开朗活泼，工作认真积极，不断为事业打拼，终而有些成就。无奈人生的遭遇有时是很难料定的，他万万没想到自己欢心娶来的太太竟是躁郁症患者，于是开始了一连串的人生挑战。这个精神病人家属的自述故事，让一般大众了解与精神病人生活的酸楚，尤其是这类情绪起伏太大的病人，常会有一些控制不住的冲动，以及一些精神病人的怪异行为。长期下来，对不懂得如何去照顾病人的家属而言，可说是无尽的折磨。

精神疾病与生活压力绝对相关

没想到屋漏偏逢连夜雨，阿海的父母在间隔很短的时间内双双因癌症死亡，因为火灾事件，需帮弟弟还钱，阿海还背了一笔债务，加上太太的精神病症，小孩的教养成了问题，这一切精神压力对一向孝顺父母、友爱兄弟、爱护家庭的阿海而言是很难承受的。终于，他在身心疲惫不堪之下病倒了。这种状况表示精神疾病固然与遗传体质与性格有关，但与生活压力也有绝对的相关性，它也会找上一个原本身心健康、性格开朗的人。阿海的核心问题是失落（loss），他几乎失去了一切，包括家庭幸福、父母亲及所有积蓄等，这种严重的失落感是很难承受的。

哀悼是一种自然正常的过程。通常哀悼的忧伤期两个月内就可恢复，但有些人却拖得很长，忧伤情绪更严重，生活功能开始发生障碍，因而形成抑郁症。阿海在哀悼期间不幸又面临太太病情恶化、逃离急诊室的事件，导致他更加自责，使原本哀伤的情绪更低落，这也再次印证生活事件所带来的压力之多寡与抑郁症发生的严重性是正相关的。

调节压力，转忧郁为力量

阿海的抑郁症是社会心理压力造成的，属于外因社会性，而非内因体质性，他的症状表现除忧郁外，又伴有焦虑不安及各种心身症状。

当一个人面对困难而产生压力时，建议以下列原则处理，才能避免压力增强而形成心理障碍。

一、了解压力源。当内心产生极大压力时，认清压力来源是第一步，有时压力来自人际关系，有时是自己错误的期待。许多时候有压力是很正常的，要勇于面对，不必逃避。

二、消除不理性的思考。习惯性不理性思考的人，常会将自己卷入不必要的压力。许多人会将责任往自己身上揽而不胜负荷；有些人追求完美，结果因吹毛求疵，造成许多无谓的困扰。

三、做事排定先后顺序，不做过多的承诺。有些人耐压性低常是因为无法排定事情的先后顺序，本来容易的事情就变得复杂了。在面对事情时，先了解每件事情的时间性、流程以及相互关联性，才能事半功倍。对超过自己能力范围之事，不可轻易承诺，否则会弄乱自己的生活步调。

四、学会寻求社会资源及支持系统。人类是群居的动物，遇到困难时，须懂得寻求外在协助，吸收别人的经验。现今社会结构使人际关系较疏离，有可能情绪无法得到支持，因而产生情绪障碍，因此平时多建立良好的人际关系，多给予（give），少接受（take），遇事自然能得到较多支持。

五、**要有适当的休闲生活，调节身心压力**。在现今社会的强烈竞争之下，许多人汲汲营营，生活步调紧张，如此一来，精神自然容易崩溃。平日生活忙碌的人要懂得调整自己的脚步，培养休闲生活，使自身压力有转移的空间，之后重回工作岗位才有足够的活力。

六、**因压力过大而出现不当的情绪时，不可讳疾忌医**。许多人以为压力会自行消失，对精神医疗有偏见，觉得那是丢脸的事。事实上，有时是因本身精神上的脆弱性，才使自己遇事感觉压力特别大。心理治疗成功的关键在于患者须抛弃自己的成见，虚心求助专业的治疗者，了解问题所在，才有治愈的机会。

七、**培养解决问题的能力**。许多压力来自无法解决当前困境，但解决问题的能力需要不断培养、不断累积经验，日后才能独立面对、处理事情。许多压力来源固然是因某件事情处理不当而造成的，但根本源头又常是人际关系处理上的障碍，所以解决问题的能力也包括人际协调的能力，此外更须努力培养及累积经验。

忧郁的表现，常是人格提升及进步的前奏

事实上，许多成就大事的人，在发愤图强之前会有一段忧郁期，他们常在遭受挫败之后，心情跌入谷底，而后深入检讨，有所领悟，再鼓足勇气朝向目标。所以，忧郁的表现常是人格提升及人生进步之前奏。在瞬息万变的现代生活中，压力事件常会接踵而至，而人对压力的耐受度毕竟是有限的，所以需学会如何去调节压力；建立正确的价值观，在面对各种新事物时，做到不排斥，且能不断地学习好的事物。

心理学上有所谓"控制位"（locus of control）的说法。心理健康的人"控制位"在内，心理脆弱的人"控制位"在外。前者遇到困难会倾向自我检讨，并寻求解决问题的方法；后者则易怨天尤人，将所有责任归于别人。结果，前者能从压力中得到学习与成长，后者则易被击垮。以阿海为例，他参与认知治疗团体后，"控制位"由外转向内，改变了一些不合理的思考模式以及自己的情绪与行为；而在当上志愿者后，他奉献自己的心力，也得到许多收获：除对心理卫生知识了解更多、对精神疾病认识更深外，更能从医生处学习到照顾病人的方法，因而使太太的病不再如以往容易发作，家里气氛亦变得平和许多。

　　从健康到得病、从发病到痊愈，阿海豁然开朗，体悟到自己的抑郁症是上天给的一个意外礼物。因为抑郁症，他才学习到许多以往不知道的事物，才知道原本自己可以过得更好。阿海的故事可以成为许多因本身或亲人得了精神疾病而自怨自艾的人一个很好的学习范本。

05

女孩慢慢走

——小真的故事

别人是一天一天地过着，

我是一秒一秒地活着。

我再也不敢恣意挥霍自己的健康和青春，

因为我希望来得及看到我的孩子长大。

我多么想活下去

我站在医院大门口的落地穿衣镜前，凝望着镜中的自己：一头刚染过的小麦色垂肩直发，半掩着一个略显苍白、未施脂粉的素净脸庞。简单的白色棉质衬衫、牛仔裤裹着依然玲珑有致的娇小身躯，外表显得比实际年龄年轻许多的我，平凡得就像每天坐公交车去速食店上班的邻家女孩，匆匆走过的路人甚至不会多看我一眼。

我今年三十三岁，是两个孩子的妈，是个过夜生活的女人。我在林森北路的卡拉 OK 店陪客人喝酒、唱歌，每坐一台可以赚五百元，我靠这种方式赚钱抚养两个儿子。

我的手上提着斜纹棉布袋，里面放着两大包内服药。

今天下午连看了两个门诊，一科是直肠外科，一科是精神科。我是这家综合医院的常客，是直肠癌和抑郁症的患者。直肠外科医生门诊时指着桌上的验血报告单，面色凝重，以他惯用的语气激我："你再喝再喝呀！你不要命了吗？你看你的肝指数已经两百多了。"

我问他："是不是因为停了三个月的抗抑郁剂、抗焦虑剂造成的？"

他说："这是因为你喝酒、熬夜的关系，不过精神科的药也不要轻易停掉。"

接着我转到精神科拿药，医生一边按电脑输入病历，一边问我："为什么好久没有来拿药？最近睡得好吗？"

我回答："喝醉酒就可以睡得很好，可是最近全身麻麻的，很不舒服，我想是工作太累了。"

他抬起头又问我："还有没有轻生的念头？"

我笑一笑说："虽然心情还是有些起伏，但不会吃药自杀了，我要活下去，活到癌细胞不让我继续活为止。"

镜中的我，唇角再度浮起一丝微笑。我转身离去，走出医院的大门。

突然，一辆救护车响着凄厉的哀号声，急速地从车道转弯处冲过来。我回首一瞥，医院侧门边指示牌上的三个大字"急诊处"在阳光下显得很刺眼。我仿佛看到曾经因吞药自杀而昏迷在车里被送进来的自己，不禁倒抽一口冷气。

向那终日洞开的急诊室大门默默地说声"再见"，我头也不回地投入熙熙攘攘的街头人潮中。我特意放慢脚步，一步一步轻踩在地面，像害怕惊动如沙漏般读秒的生命。

啊！我多么想好好地活下去。

爱错、错爱

我有多次的自杀记录。

第一次是在二十四岁那年。当时我还在舞厅伴舞，和同居男友（就是现在的丈夫）住在一栋公寓的四楼。

那是一个寒冬的清晨，灰蒙蒙的天际才刚刚露出一丝曙光。我从上班的舞厅出来，身上紧裹的短裙遮不住我打战的双腿。廊檐下摆着卖豆浆油条的早餐摊子，老板阿伯一边为我盛了一碗冒着热气的甜豆浆，一边问我："今天怎么没有看到林老板来接你？"我勉强挤出一丝笑容回应阿伯的亲切，说："天气冷，他大概睡得太沉，起不来吧！"

匆匆喝完豆浆，我招手叫了一辆出租车，车子疾驶在天色刚明、行人稀疏的街头，一身酒味的我心里翻搅着深沉的悲哀。因为，我发现自己全心全意所信赖的男友有了别的女人，而且不止一个。

几个星期以来，我失眠、没有食欲，每天上班像是戴着面具的行尸走肉，为迎合客人而"轻笑细语"。只有我自己知道，那比哭还难看，还难听。

拖着蹒跚的脚步走进家门，角落的落地灯泛着昏黄的亮光，桌上放着一张纸条，是我昨晚上班前留给男友的。圆珠笔斜放在纸条的右上角，仍在原来的位置，明显地表示他根本没有回来，也没有看到我的留言："早上六点钟在舞厅门口接我。"

我连衣服也没换就瘫在床上，眼前浮现的尽是他搂抱着别的女人的画面，我的胃阵阵抽痛，觉得自己快要窒息，脑海里一个蹲伏已久的声音又跳出来，这次更真实、更强烈："太累了！活得太累了！"我翻过身从床边茶几的抽屉抓出一把安眠药，茶几上正好有一瓶啤酒，我毫不迟疑地将药全部放进嘴里，一口喝干那瓶啤酒。不久，我掉入无边无际的黑暗中。

这是我第一次自杀，被迟归的男友送到医院，灌洗肠胃后，我悠悠醒转，觉得寻死和活着一样困难。事隔十年，我曾问过自己，为了这个男人差点结束如此年轻的生命，为什么从死神手中转了一圈回来，却又选择回到他身边，继续这个漫长的噩梦？

二十一岁认识男友时，他的烟酒生意正走下坡路，常常流连在我上班的舞厅中，借酒浇愁向我倾诉失意的心情。我静坐在他身旁，看着这个长得高大壮硕、带点江湖气息的男人，糅合着稚气和邪恶的眼神，比桌上那杯白兰地还要醉人。

舞厅中萦绕着甜甜软软的情歌，诉说着郎情妹意、爱怨情愁的故事。不知是爱上那个情境，还是爱上那个男人，只觉得自己像那风尘奇女子小凤仙，决心要帮助眼前这个男子。

我凭着在客人之间的人缘、我的面子帮他拉到很多客户，他的生意渐有起色。看得出他对我的感激，每天凌晨到舞厅来等我下班。有时他会回到我的住处，帮我洗衣服、整理凌乱的房间。还会找很多朋友捧我的场，让我在短短一年中，成为舞厅中的红人。

年轻、无知而虚荣的女孩啊！以为小说、电影、戏剧中瑰丽缠绵的爱情，就这么幸运地降临在我的身上。

二十二岁那年，我离开和室友合租的小套房，搬到一栋公寓和他正式同居。在心理上，我已将他当成未来的丈夫，更卖力地为他四处张罗，拿钱帮他找店面扩展生意。我也知道他家人看不起我的职业，心里很渴望早些打下经济基础，可以让我脱离取悦别人的生活。

同居一年后，他的生意越做越大，客户源快速增加。身上有了钱后，他开始原形毕露，泡女人、喝酒、打牌……

种种不良嗜好都出来了。

刚开始，每次吵架过后，他只要一两句好话哄我，就够支持我傻傻地继续付出。"为爱牺牲奉献"是我内心抱持的浪漫情怀，我沉浸其中，以为自己是戏中女主角。

同居三年，我自杀几次不成，回想起来，或许不是真想寻死，只因为不知道如何表达心中的愤怒、哀怨。每回他伤我，我就采取吞服大量安眠药的方式，让自己落入幽深不见底的睡眠中。长期失眠，能睡一个长觉是一种奢侈，也是逃避痛苦的方式。从没想过：如果没被救起、真的一觉不醒呢？生或死，我似乎都不在意。

每次洗完肠胃，批个价拿些药，我又可以梳妆打扮去上班，好像变成一种习惯。现在想起来，那时的我已经埋下抑郁症的种子，只是自己完全不懂。

离开他的念头曾经几次浮现，但想到为他努力了三四年，生意小有起色，不甘心让别的女人坐享其成。又想到很多男人在结婚后，有了家庭和孩子就变得成熟而有责任感，他也不例外吧？不知道是谁灌输我这种一厢情愿的观念。

期待他的改变，就像我甘愿为爱付出一样，都是我自己编织的幻想。在人生路途上，我一直缺乏有智慧的人点醒我、引导我，不懂得寻找正确的方向。

当时的我非常憧憬婚姻生活，一个属于自己的家。

常常看到对门邻居的年轻太太在公寓楼下送丈夫骑摩托车上班，丈夫有时骑到一半回头唤一声："小惠！我桌上那沓报表帮我收好，不要被儿子弄乱了喔！""知道啦！"太太笑吟吟高声回应，"骑车小心啊！"两人常在巷口演出一幕温馨短剧，让我心里好羡慕。

本来只是一个平凡的梦：我像寻常人家的主妇一样，把家里打扫得一尘不染，床单、被单浆洗得雪白干净，锅子里炖煮着香味四溢的红烧肉，等着丈夫下班、孩子放学回来，一家人围着餐桌说说笑笑；晚餐后，孩子在房间做功课，我和丈夫挤在沙发上看电视，丈夫也许会因疲累斜靠在我身上睡着……

我的梦，就这么简单，一个家。

失去母亲的女孩

我早就没有家。十四岁，我就离开了出生的家。

母亲在我十二岁那年过世。小时候我很爱哭，在外面和邻居小孩吵架，总是哭着回来找妈妈。记得母亲的容貌很秀丽，说话很温柔。我在她怀中哭，她的手轻轻地抚摸我的头发、拍抚我的肩背，不用说什么，就已经安慰了一个小女孩的委屈。能够在母亲那柔软无比的怀抱中哭泣，是我再也得不到的享受了。

母亲死了。家里上上下下忙着办丧事，念经、哀号、做法事，没有人注意我的存在。母亲的相片挂在灵堂中央，我仰首看着相片，好像母亲的存在变得很遥远。我依稀感到一丝淡淡的悲伤，只是个十二岁女孩的悲伤罢了！

我发现，自己竟然哭不出来。母亲死了以后，我突然失去了哭的能力。

父亲是个矿工，失业后就只顾和邻居玩四色牌，他说话的口气很粗暴，对孩子很没有耐心，动不动就大骂"三字经"。从小我就不曾感受过父爱，心里也很清楚失去母亲的孩子要学会认命。

大姐年纪轻轻就嫁人，生了一个儿子送回娘家，一个月五千元给父亲带孩子。父亲当了阿公还是很不负责任，只顾玩牌，要我帮忙带孩子、煮饭、打扫。我自己也是个孩子，还很爱玩，尤其爱打躲避球，眼看只差一岁的弟弟什么都不用做，整天在外面玩，心里觉得很不公平，又能向谁抗议？

有时偷偷跑到学校，加入同学们的躲避球赛，完全抛掉父亲暴戾的吼叫声，尽情融入闪避、丢掷、追逐、碰撞的乐趣中。同伴们此起彼落的吆喝声盖过了我回家后可能被痛打的恐惧。

小学毕业后，我想读初中，父亲说女孩子读什么初中，赶快去赚钱。二十年前，在我们家乡家家户户都会让孩子读初中，不管男孩和女孩。曾想哭着求他让我读书，但又想妈妈不在了，哭，有什么用？

我只好退而求其次。当时我迷上一种很漂亮的变速脚踏车，常跑到街上的店面展示架前欣赏它的风姿。有时趁老板不注意，就偷偷进去抚触那闪闪发亮的金色横杆、弧度优美的黑色座椅。

我和父亲交换条件，我不读初中，去当女工赚钱，但他要送我一辆脚踏车。父亲一口答应，花了一千四百元买了那辆梦幻脚踏车给我。

第一天我骑着那辆崭新的脚踏车去工厂上工，沿路好神气地抬头挺胸，享受车轮在柏油路上转动的快感，以为街上的人都羡慕我有这么一辆时髦的脚踏车。那时怎能知道一千四百元是剥夺了一个孩子受教育的权利；我的人生的方向从此改变。

那是一家陶瓷工厂，我要在烧制成型的陶、瓷器上涂上颜色，眼睛紧盯着图形，全神贯注，手要不停地动着，工作的场所很狭窄、拥挤。玩心仍重的我越来越不耐烦，连那些缤纷的色彩在我眼里都成了一堆烂污泥。我告诉父亲，不想在那家工厂做工，他不考虑我的感受，不分青红皂白，打骂了我一顿。

每个月我将赚的钱都交给父亲，他只给我一个月两百元的生活费，吃、穿、用都靠这两百元，常常不到月底就没有钱了。身上穿的都是姐姐或亲戚的旧衣服。有一次工厂同事要看电影，我向父亲要一点钱想跟他们一起去，父亲斥骂我不知轻重，凭什么想学时髦，和人去看电影。从父亲那儿，我收到的讯息和暗示就是：我是个卑微的人，永远无法和别人相比。像一粒微不足道的菜籽，没有权利主宰自己的命运，只能随风飘落。

十四岁那年，家里楼下母亲生前睡的房间租给一个女人住。有一天晚上，我听到一种奇怪的声音，便蹑手蹑脚下楼，站在板凳上，从隔间的木板墙头往那个房间一看，两个赤裸裸的躯体交缠在一起，父亲浓浊的喘息声几乎要震穿薄薄的隔间木板。我吓得躲回楼上自己的房间，身子蜷缩在棉被里直到天亮。

似懂非懂的我急急把我看到的秘密告诉姐姐，她一听就直接回家质问父亲。恼羞成怒的他拿鸡毛掸子抽打我一顿，嘴里一连串"三字经"骂我多嘴、多事。

羽翼未丰，却离巢而去

我开始对这个没有爱的家庭产生怨恨，在我努力争取、进入初中补校读书后，更不想待在家里，成天只想往外跑。因为好奇，我跟一些不良青年混在一起，也常常离家出走，睡在朋友那儿。

那几年，在外人眼中，我是个变坏的女孩，那种成群结党、混吃混喝的"太妹"。其实自己心里知道，我只是不想回家。

后来有一次被父亲从街上抓回去，他用铁棍打得我浑身是伤，还将我反锁在房间里，几乎照着三餐打，打得我身心都麻木了，不知道是心里痛，还是皮肉痛。只知道对父亲、对这个家的眷恋一点一滴地流失了。

一天，我无意中偷听到父亲对那个女人说，干脆把我卖到台北北投去"赚"日本人的钱，在外面混过的我已经听得懂"赚"字就是指出卖肉体、践踏自尊的低下工作。我也相信父亲狠得下这个心，因为我另外一个姐姐已被他卖到台北，一直杳无音信。

我虽贪玩，但个性倔强，绝对不接受那种永不得超生的命运安排。我偷了一点钱设法离家逃到台北，去找一个在乡下一起长大的好朋友，她在舞厅上班，看我生活漫无目标，就介绍我去学舞。

在各式各样的舞曲中，我展现的曼妙舞姿连教舞老师都称赞我有天分。被肯定的我不断挑战花样多变、技巧繁复的舞步，每次学成功，总有一番惊喜。很天真地以为跳舞可以兼顾兴趣和生活，我在朋友的鼓励下选择了舞厅的伴舞工作，才十八岁的我也不认为这样的职业跟社会价值观有什么冲突。

就像陈小云唱的那首歌："打扮得娆娇模样，陪客人摇来摆去，七彩的霓虹灯闪闪烁烁……"不同的是，我并没有感受歌词中"做舞女的悲哀"，因为我并不陪客人上床，我相当坚持这一点，有同事笑我傻气，平白失去赚大钱的机会；也有客人说我可爱，可谓出淤泥而不染。我可不在乎他们怎么说，我享受工作就好像享受乐趣。有人花钱来看跳舞，我跳舞来赚钱。钱赚得轻松、花得自由。我再也不用为了看场电影偷父亲的钱而被毒打，我想要什么就买什么，好吃、好玩，用的、穿的……那几年我以为青春、健康和金钱取之不尽、用之不竭，我年轻得不懂得什么是真实而冷酷的人生。

后来姐姐知道我不是被父亲卖掉，不是被旁人威迫，而是自愿从事这种行业，觉得很丢脸，要我回家乡去。

回到家里，父亲似乎不关心我这几年的生活过得如何，只看到他和那个女人天天吵架，最后父亲反而要我想办法赶她走。几年在外讨生活，比以前胆壮气盛的我根本不把这个因怨憎而显得容颜扭曲、气急败坏的女人看在眼里，我跑到她房间翻箱倒柜，把她的衣服塞进一个大袋子后，三两下就把她赶走了。那时刻，我丝毫不懂去体会一个受伤的女人在感情上全盘皆输的痛苦。

母亲生前的房间终于又空了出来，父亲好似打了一场败仗的公鸡，兀自坐在楼梯转角上。几年前，他为了那个女人打跑了我这个女儿。几年后，我替他打跑了那个女人。

父亲心里想些什么，从他铁青的脸上，我看不出端倪，但可以证实的是，他并不在意我从事舞女的行业，只要我记得按月寄钱给他。

这次回到台北，我更理直气壮地留在舞厅，周旋在客人之间的手腕更是圆熟，仍然稚嫩的脸庞逐渐流露出一种成熟女子的风韵。

后来，我曾想过，如果我长得不好看，是不是会去找一份普通的工作，或者再去进修读书？不当舞女，我的人生路是否会是另一番风景？这是没有答案的，人怎可能回头重来？这是一出无法排练的戏。

如飞蛾扑火，注定失败的婚姻

遇上我的男友，现在的丈夫，我才看到内心的自己，是那么想要一个正常、平凡的婚姻，一个家，一个合法、公开的家。那时，很多舞厅同事爱上有妇之夫，当男人的情妇、小老婆。我不肯，有时想到与父亲姘居的女人，呼之即来，挥之即去，我不想成为那样一个见不得阳光的女人。

即使在同居生活中已经看到他的真面目，我也"明知山有虎，偏向虎山行"。为拥有一个婚姻，我真的愿赌服输，倾注所有去押上这致命的一局——同居三年后，我们结婚了。

婚前婚后，我不断拿钱帮他做生意，甚至我的表链、金饰、钻戒等都卖了筹钱给他，婆婆一向看不起我的行业、出身，对我的付出视而不见。虽然婚后我洗尽铅华，过着朴实的主妇生活，她还是常常冷言冷语地嘲讽我。

我认为这是自己选择的婚姻，咬着牙也要承担。我要做到让婆婆没话说，证明她的儿子没有娶错妻。我简直把这个家当成终生事业来经营。

丈夫从来就是一个不成熟、缺乏责任感的男人。店里赚钱后，他也开始糜烂的生活，婚后不但没有改善，反倒变本加厉。晚上到酒店喝酒喝到天亮，女朋友换过一个又一个，不喝酒时就流连在赌场。

他其实完全不懂得如何过寻常人的家居生活，一直要用声色财气来填满日子，表面上看起来很聪明，内心却很空虚，并不是可以托付终身的好男人。我却因错爱而逆来顺受，原来桀骜不驯的我为他变得柔软如柳絮，没有自己的尊严和权利，任由他操纵我的命运。我误以为无止境的爱可以感化他、唤回他。

有人告诉我，有的男人要当了父亲才会长大。

我怀老大时，挺着大肚子仍然要忙上忙下照顾店里的生意和婆家。因产期延了近二十天，医生检查胎位后决定开刀剖腹产。前一天我告知丈夫："明天我要去医院开刀。"

他喝得醉醺醺，躺在沙发上随意回了我一句："要生就快去生！"真不知道我生的到底是谁的骨肉，为何他如此漠然。

隔天，我打理换洗衣服、用品，自己叫出租车去妇产科，自己挂号办手续，自己一手拿点滴走到手术室。

他后来到医院，也没问一声"你好吗"，只是自个儿睡在外面的长椅上。孩子出生后，护士呼叫"李美真的家属"，他只是睁开眼问了一声："男的女的？"

护士跟他说："恭喜！是个男的！"听说他只是咧嘴笑一笑，转头又睡了，也不进来看看我是死是活。

第二胎也是剖腹产，小儿子出生了。他照样不闻不问，不知醉倒在哪个女人的床上，我怀疑他的心是铁打的或石雕的，还是他根本没有心？婚后几年，我终于清醒：梦想中夫妻相依相爱、幸福家庭的画面，比墙上风景图片更不真实。

有一阵子，我像是蜡烛两头烧。因丈夫生活不正常，店里的生意没有好好经营，进货开出的支票常缺钱，要及时轧票，我已经把仅有的一些储蓄都贴光了。

我一边要带两个孩子，一边要赶到店里煮饭给员工、婆婆、小婶、小姑等一大堆人吃。店里安顿好了，又赶回家中帮孩子洗澡，哄他们睡觉后，我再赶回店里照顾夜间的生意。整个人长期处在十分紧张、焦虑的状态，老是担心支票会不会跳票。丈夫即使在家，也只会蒙头大睡，我叫不醒他，只好自己像陀螺一样打转，跑进跑出，忙上忙下，就怕一个疏忽，生意垮了，一家人怎么办？

夜晚时，丈夫通常流连在外头，我忙完所有事情之后，倒在床上却睡不着，身体躺在那里，脑子里却像是走马灯，一个画面接着一个画面转，想着丈夫会不会醉酒开车出车祸？会不会又到旅馆叫女人？会不会赌输一大笔钱？明天的支票会不会轧不到钱……

我丝毫没有惊觉自己已经力气耗竭、心力交瘁了。只知道情绪很低落，吃东西味如嚼蜡；朋友打电话来，我连多说一句话都觉得是一种负担；有时孩子吵闹，我看不到他俩的活泼可爱，只感到好烦躁。想哭又哭不出来，胸口好像被什么东西堵住、塞满，但就是流不出眼泪。

因每天要早起看店，只好借喝酒帮助睡眠，半醉半清醒地熬过一个又一个漫漫长夜。

终于我病倒了

有一天半夜醒来，小儿子吵着要喝牛奶，我走到厨房时，突然觉得肚子绞痛，当下拉了一大摊血。正好丈夫在家，我叫醒他，他看到那摊血，也吓了一大跳，就叫我去泡热水。

我从热气氤氲的浴缸起来后，随即又拉了一大摊血，整个人好像被掏空了、虚脱了，接着不省人事，昏倒在厕所里。等我醒来时，已躺在医院的急诊室。

我觉得自己没有什么事，只挂念家里的孩子和店里的生意，想早点回去照料。

医生不肯让我走，很严肃地告诉我："你都照顾不了自己，还管什么孩子？"

医生问我："你几岁？"我回答二十九岁。

他叹了一口气说："太年轻了！真可惜！"毫无医学知识的我，完全没有体会出他话中隐含的警讯。

姐姐、姐夫听了此话，坚持带我到另一家医院检查，医生说是痔疮，他们才放下心来。

但是我仍觉得肚子有点怪怪的，又回去原来的医院找一位资深的直肠外科医生看，他仔细检查后，面色凝重地问我："家族里有没有人得过癌症？"

我告诉他，母亲就是得子宫癌过世的。他摇摇头，皱着眉头说："这是不好的东西，我要安排你先开刀再做化疗。"

我静静地听医生的治疗计划，还没有反应过来，这是攸关生死的宣判呀！

想到自己常到庙里求神问卜，都是祈求神明保佑孩子乖巧、丈夫平安，忘了，或者根本没想到为自己求个身体健康。不知是不是生活本身已太沉重，得癌症的震撼也就被轻轻盖过，我只是很认命地接受医生安排的治疗。

直肠癌开刀是大手术，整整费了十四个小时，丈夫竟然也在外面睡了十四个小时，不知他在梦中是否以为身在女人的温柔乡。当护士叫他，说我正在恢复室里等待麻醉药效消退，醉醺醺的他只迷迷糊糊地翻个身问一声："怎么那么快？"他不知道为他生了两个儿子的老婆才在手术台上，在生死边缘搏斗了十四个小时，也许他知道，只是不在意、不关心吧？这是我一生中最感痛心的事，我永远不会原谅他。

躺在病床上恢复意识醒转过来的我，看到大姐站在床边哭，我心里很感动却哭不出来，只说着："我好冷，想穿袜子。"

大姐小心翼翼地为我套上厚袜子，眼泪滴在我的脚上。我的身子慢慢暖和起来，才看到丈夫睡眼惺忪地站在门边，我突然浮起一种恍如隔世、很陌生的感觉，一场婚姻就像麻醉中的种种幻觉，醒来什么都不是了。

开刀后，姐姐好几天没到医院看我。有一天她出现在病房，红着眼睛告诉我："小真，你要勇敢些，好好照顾自己。我恐怕没办法来帮你，因为阿爸得了肺肿瘤。你开刀时，阿爸也刚好住院。"

父亲是矿工，或许是职业病。想到一家三个人都被癌症找上门，这是逃不掉、躲不过的命运吗？我出院后第二天，就接到父亲过世的消息。以前对父亲的怨恨也随着他的死化为尘埃了。

医生定期为我做化学治疗，生理上的不舒服却远不及心理上的痛苦。

年幼的儿子不知妈妈病痛，仍然吵闹不休。躺在医院的我看不到丈夫的人影，回到家休养，丈夫还是浪子不回头，婆婆跟以前一样对我冷嘲热讽……我得了这么严重的病也得不到他们的一丝怜惜、关怀，只有小叔、小婶还会帮我一些忙，偶尔替我照顾孩子。有一次还听到丈夫和婆婆的对话："真倒霉！娶到一个得癌症的女人。"真是令我心寒。

"痴傻"二字是我的名字。明知不可期待，但当保险给付的四十万元寄来时，我为了挽回丈夫的心，自动将这一笔生命钱全数交给他。我以为能因此唤醒他的一丝良知，使他重新振作，挑起一家之主的责任，好好经营生意，让孩子有一个健全温暖的家。他接下这笔钱，虚情假意应付了我几天，整天愁眉不展的我才刚露出一点笑容，短暂得像雨后彩虹，瞬间便消逝得无影无踪——他把钱花完了，又恢复原状，在外花天酒地、醉生梦死，对这个家不闻不问，比住旅馆还没有感情。

丈夫彻夜不归，店里卖烟酒兼卖槟榔，为了生意我只好半夜爬起来，包好隔天要卖的槟榔，工作完成，回到床上，身体累得像一团烂泥，精神却清醒如在白昼，完全无法入睡。而睡眠不足的我隔天照常下床看店，好像在慢性自杀。

有一位朋友的干姐姐看我一直消瘦下去，带我去看精神科，医生仔细问诊，"你是不是觉得很疲倦？对很多事情失去兴趣？睡不好觉？没有胃口？体重减轻？沮丧悲伤？有自杀念头……"一条又一条的症状，我一直点头。最后他诊断我得了抑郁症。

走上心理治疗的路

我并不了解抑郁症是怎么一回事，也就全心全意信赖医生的治疗。医生开了一些药，也转介我和心理治疗师会谈。

一对一的谈话稍稍疏解我的情绪，好像把陈年垃圾倒掉，总会得到片刻舒畅。但是，生活上的种种问题，我仍然找不到应对的方式，心里的千千结总也解不开。

后来这位干姐姐建议我试试医院的团体心理治疗。这是一种特别的治疗方式，主持团体心理治疗的医生是从美国回来的医学博士，另一位年轻医生为病人开药，加上护理师和心理治疗师在场参与。更特别的是，还有两位生活调适爱心会的志愿者，听说她们以前曾得过恐慌症、抑郁症，康复后留下来帮助病友，所以很能了解我们的痛苦。

第一天我迟到了，打开门进入团体治疗教室，看到一些人围坐成一个圆圈说话，觉得有点奇怪，做肌肉放松训练时更感到无趣、无聊。为了不辜负干姐姐的好意，我勉强自己继续参加。每次要上课前就会紧张得拉肚子，心情无法融入团体中，总是呆呆地坐在那儿等下课。

团体治疗课上到第五六次才逐渐进入状态。听到别人的故事，我也慢慢敢把自己的事情说出来。记得有一次说到痛处，心头涌上一阵又一阵的悲伤。那一刻，我真的想哭，自己也有一种期待，期待一场久旱后的大雨，一场淋漓畅快的痛哭……

以前我也曾想大哭一场。有一次向大姐诉苦时，不知不觉掉了泪，大儿子看到后，拿卫生纸替我拭泪，刹那间我的心被触动了，抱着儿子一起哭，但一下子想到儿子还小，我不能影响他们的情绪，很快地，眼泪就不见了。

渐渐地，哭的感觉麻痹了，跟丈夫无论怎么吵，自己都不会哭，真的连一滴眼泪也没有。

这一次，当病友们纷纷递面纸给我时，我只勉强掉了两滴泪，之后就像是停水许久的水龙头，再也扭不出泪水了。

爱心会的志愿者曾问我："为什么哭不出来？"

我想了又想："十二岁母亲过世后我就不哭了。"

"为什么？"

"因为哭也没用，没有人会理我的。"

"你想过母亲吗？"

"偶尔会想。"我说，"以前还在读书时，每年母亲节听到同学唱'世上只有妈妈好，有妈的孩子像个宝'，我觉得自己像一根小草，没有人会多看我一眼。后来慢慢不想了，反正想也没有用。"

哭也没有用，想也没有用。这就是我认命的态度吗？还是习惯把自己的感觉隔绝起来？我开始懂得去探照心灵深处的死角。

我察觉自己着了魔似的，对丈夫无限忍让、无尽地给予，是因为自己太渴望爱和被爱了。若是母亲没有那么早离世，也许我就不会变成这样一个痴情、愚钝的女子了。

但母亲早逝是事实，谁也改变不了，人是争不过命的，只是人可以用不同的态度面对已成事实的命吧！没有经过学习成长的我，每遇到情绪关卡，就朝"放弃生命"的牛角尖钻去，好像这是唯一的路。是向命运投降也好，向命运抗议也罢，最终是把自己的身心摧残得更破败不堪。

在团体治疗过程中，我还试图自杀过两次。

一次是吞服过量药物后睡倒在地上，昏睡十多个小时又自己醒转过来。

另一次是丈夫本性不改、不顾生意，我轧支票，弄得焦头烂额后，他却喝酒到天亮回来，我和他吵了起来，他用"三字经"骂我，还加上一句："你要死，就去死好了，从楼上跳下去呀！"我因失眠精神耗尽，一听他这么薄情，整个心抽痛起来，总算体会到什么叫"痛彻心扉"。

一口气吞下一百多颗安眠药，他喝醉酒不理我，任我不省人事躺在床上。大姐的儿子刚巧来我家，送我到医院急诊，那时我已装人工肛门，他们直接从人工肛门帮我洗肠，在急诊处算是特别的自杀急救案例。

此后团体治疗的医生不肯再开安眠药给我。后来有一位病友好心借我一本书，上面有一句话："自杀的罪比杀人的罪还要重。"好像警钟敲醒了我，也让我想到直肠外科的医生用尽办法为我开刀、化疗，健保局给付在我身上的费用是一笔很大的数字，这么多的支援和努力是为了让我尽可能多活一天。是的，就算只多活一天！我愚钝而僵固的脑子似乎逐渐开启一点智慧，我发誓：这是最后一次自杀。

我向团体治疗医生和病友们一遍又一遍地诉说婆婆和丈夫的错处。有一次医生打断我说："你只会把所有的怨气撒在他们身上，那你自己呢？"

我一听心里很生气，明明是他们害了我，让我受苦受罪，我不怨恨他们要怨恨谁？医生大概看出我的不服气，又接着说："你用原来的方法过了很多年，情况还是那么糟，你改变不了他们，自己又不懂得如何活下去。何不转个念，这条路行不通，换另一条路试试看？"

我还是觉得很不舒服，认为他很不公平，算什么名医？完全是婆婆和丈夫的不对，为什么反倒要我负责任，当时真想就此放弃团体治疗。

那一天，我又去做化疗，回来要赶着煮饭，天气又热，厨房里葱蒜的味道让我恶心，想到团体治疗医生质问我的话，心情真的很坏，心不在焉的，竟然无意中把两个儿子丢在中庭花园玩。等我猛然想起来时，心里又着急又担心，他们会不会和邻居孩子吵架？会不会弄坏公物？我飞也似的冲到楼下，远远一看，两个孩子却玩得很开心，黄昏的阳光柔柔地洒在他俩的脸蛋上，红通通的笑靥像苹果，一个邻居阿姨笑眯眯地向我打招呼说："你两个儿子好乖！"

围墙边的花园中，几朵早开的玫瑰在微风中轻轻摇曳，不知从何处飞来一只羽毛鲜艳的小鸟，停在墙头吱吱唱着歌。

我松了一口气，世界并没有因为我一时疏忽而发生任何灾难。我回到楼上继续煮晚饭，煮饭时间居然比平常短了许多，心情也很轻松。我仿佛领悟了什么。

我想到有一次丈夫因糖尿病住院三天后，又换婆婆尿毒症住院，自己也要做化疗，我把两个儿子交给小婶帮忙照料，自己两头奔忙照顾婆婆和丈夫，三更半夜也要起来。一位护士问我："你自己体力那么虚弱，还需要别人照顾，为什么要承担这个责任？难道没有别人可以替代你吗？"

那一天，在厨房里我突然有了新的想法，我发现是自己想一手包办，拼命把重担往身上揽，好像如果自己不那么操心、操劳，就不值得活下去，又好像我特意卖命去演出一个妻子、儿媳妇的角色，我要做到让他们没话说，让他们看得起我，肯定我是个很了不起的女人。

我还想到，有一次和朋友到海边，我看到浪潮翻涌的浩瀚大海如同看到一个大自然的神祇，它的包容和博爱可以让我在其间撒娇、耍赖。

不自禁地，我大声向它呐喊："天啊！不公平啊！您为什么对我这么不公平啊！"海浪咆哮的声音好像在回应我的愤怒。

其实，是谁对我不公平？是自己，我对自己不公平。

团体治疗的后半期，我像个用功的学生，虽然天资不好，但逐渐找到读书的方法，懂得举一反三、融会贯通。纵使人生的书本依然又厚又重，读起来也不像以前那般生涩难懂了。

向上天喊价，让我多活几年

团体治疗结束后，抑郁症明显好转，要面对的是现实生活。对丈夫，我已死了心，有些人是不值得去期待的。

我不想再耗费力气帮他撑生意，补那个无底洞。我只要靠自己的力量抚养两个儿子。"上天啊！再给我几年的时间让我养大孩子，我不要他们像我一样那么早就失去母亲，等他们长大，您再把我带走吧！"我在内心向上天呐喊。

虽然伤口还没完全好，我骑着摩托车到处找工作都没有下文。家里欠的债要还，水电费要付，孩子要上学、要吃饭……生活中样样都要钱，我只好再回到老本行，到舞厅伴舞。

经济不景气，舞厅的光景大不如从前，我又脱离这个圈子太久，那里的舞小姐都比我年轻时髦，我的穿着打扮显得较土气。上班的时间从十二点到早上六点，晚舞时要穿短裙，在冬天我冷得直发抖，婆婆讽刺我："这样穿不会太热吗？"我虽不顶嘴，但也不再介意或难过。

丈夫知道我去当舞女，找我吵架。我反问他："你能养我们母子吗？"他自知理亏，默许我出去赚钱养家，男人到这种田地，也谈不上什么大丈夫的自尊了。

我不再为他牺牲，不听他指挥，不帮他看店，不替他借钱轧支票，他那一息尚存的生意很快就垮了。那一天，他照常喝得醉醺醺直到天亮才回来，我把店里的铁门用力地拉下来，唰地发出巨大响声，突然感到一种前所未有的快感。"我解脱了！"

店关了后，债主陆续上门，有一次来了三个彪形大汉，一看就知道是黑社会的兄弟，刚开始他们来势汹汹，一副不是要钱就是要人命的架势。

我转身把槟榔摊推出来，也不知哪来的力气两手把摊子翻倒在地上，然后两手叉腰站在他们面前吼着："来啊！要命我有一条，反正我得了癌症，本来就活不了多久。要钱我可没有，冤有头债有主，谁向你们借钱，你们去找谁，跟我没有一点关系！"三个男人面面相觑，其中一个说了一声："真倒霉！遇到一个疯女人，走！"

我仿佛掉入时光隧道回到童年，在学校黄土飞扬的球场上打躲避球，那个最擅长杀球的小女孩，多么勇敢有劲，她又回到我的灵魂里面了。谁说我必须扮演那宿命、悲愁的苦旦？原来我对婆婆、丈夫的怨恨是由于我的无力抗拒。

看到自己的能力后，也就无所谓怨恨了。那三个人走后，发现体格壮硕的丈夫居然躲在沙发后面发抖，不敢吭一声，我却只觉得好笑罢了！

生活是连续剧，一集演完还有下一集。赚钱真的不容易，因我装人工肛门，出门前要先灌肠、贴纱布，万一漏了才有感觉，里头还要穿紧身内裤，才不会让客人看出异样。有一次很尴尬，因为喝太多啤酒，而且喝得太猛，一下子漏了出来，裙子湿了。我急忙用大衣遮掩，到浴室处理，外面舞女大班一直催，我在里头手忙脚乱，急得满头大汗。

孩子在家没有人照顾，我常要哄孩子睡着，再偷偷跑去上班。大儿子比较依赖我，有一个晚上半夜醒来，看不到我在旁边就开始哭，还把弟弟叫醒，穿好衣服，两人手牵手下楼到楼梯间等我。

一大早我下班回来，看到两个孩子紧紧依偎在一起，坐在玄关门口的台阶上，泪犹未干的模样令我好心疼。我抱住他们说："爸爸在外面欠很多钱，妈妈要上班赚钱，买东西给你们吃，你们要乖，以后不要随便跑出来。"

后来我换了卡拉OK店的工作，虽然也是过夜生活，但时间没那么长，而且可以早点回家。一个月四五万元的收入还够我们母子过生活。

没上班的时候，我会让自己多休息，不再任意磨损体力了。记得以前，只要看到丈夫回来，不管是半夜还是凌晨，天气再冷，我再疲累，也要从被窝里爬起来煮些东西让他吃，现在则请他自行处理，他饿了是他自己的事，与我何干？他在家睡一整天，我当他是个隐形人。他不再是那拿着指挥棒的主人，我有自己的节奏和旋律。我生命的焦点从他身上转开后，重担轻轻卸下。

我的改变让他讶异而不解，最后转为不满。夫妻的感情淡漠得形同陌路人，似乎连吵架也多余了。

我在桌上发现他留下的一张分居协议书，签名处有他潦草的亲笔签名，我毫不迟疑立刻签下自己的名字，一笔一画写得很清楚、很有力，好像要证明我的决心。

曾经设想过多少回，如果失去丈夫和这个婚姻，该怎么办？我的人生和我这个人不就不完整了吗？低头看看戴着人工肛门的自己，此刻我却换个角度想：如果为了保存身体的完整，不愿意切除那段布满癌细胞的坏肠子，我的生命力将被不断蔓延扩散的癌细胞侵蚀，直到毁灭。有时割舍是为了生存。

"如果你不懂得爱自己，别人也就不可能来爱你。"不知团体治疗中的哪一位病友说过这一句话。

我想，如果我懂得爱自己，那么别人是否爱我也就不太重要了。

终于，我完全领悟了医生反问我的那四个字：

"你自己呢？"

专业观点

小真来看我时，显得有些羞怯。经过简单的答问后，才渐渐将内心的事一五一十地述说出来。我惊讶地发现，在她瘦小的身躯上竟有无比坚毅的生命力，她似乎已走过黑暗，正迎向阳光。

其实一个人的命运不全然是上天注定的，还有个人的生物素质与生长环境的影响，前者不易改变，后者却可以通过心理改变的过程来改变。人生有许多机遇，是福是祸并非单视事件本身的好坏，还要看个人对该事件的认知及处理方法。

抑郁症与人格、心理发展史相关

在临床诊断上，一个人有心情低落、罪恶感、自杀欲念以及生理驱力（包括食欲、性欲）的障碍，认知上，注意力不能集中、出现悲观的想法、自觉是别人的负担以及睡眠障碍等，症状的发生期间达到两周以上，即可称之为"重郁症"。若是轻度的睡眠与食欲障碍外，又有无精打采、低自尊、注意力不太能集中，感到无助，情况持续达两年以上，则为"轻郁症"。小真过去曾有两周的时间出现重郁症明显的症状，至目前为止并未再次发作。但纵观看来，小真的例子并非典型的内因性抑郁症病例，对它的了解除生物因素外，似乎宜从病患的人格与心理的发展史着手。小真得大肠癌的原因固然可能与生物因素（包括遗传、体质或饮食）有关，但也有诱发因素，即她因长期情绪苦闷及不断地承受压力所造成的抑郁症。抑郁症能使身体的免疫力降低，而造成癌细胞的滋长。反之，得了癌症亦会造成患者心理上很大的不安、恐惧以及悲观忧郁的情绪，两者之间形成恶性循环。

精神障碍的产生与儿时受到的心理创伤经验有关。更进一步的研究指出，幼时的经验并非唯一决定因素，若其往后在成长环境上得不到良好的社会资源，缺乏支持体系，则会每况愈下，终而形成精神障碍；反之，若幼时不好的情况往后得到明显的改善，比方说，在学校得到好老师的教导，或在某段成长时期得到好的心理辅导，则可能整个情况被改变过来。只可惜小真并不幸运，在母亲过世后，一连串不幸遭遇接踵而至，使其走向悲哀的命运。她在十二岁以前有一个好母亲，那是英国精神分析师温尼科特（D.W.Winnicott）所提及的"够好的母亲"，小真对母亲的依附很好，但一个小孩的成长不只是受到母亲的影响，家庭成员是互动的关系，父亲、父母关系以及手足关系均会影响心理成长。

由于幼时没有得到父亲良好的照顾，小生命没有受到重视，小真的自我未能坚强地建立起来，而形成了她的低自尊，终而使她为了生活选择舞女及陪酒女郎的工作。成年后的小真梦想有一个温暖的家，无奈婚前婚后都无法从深爱的丈夫身上得到任何的精神支持，再加上婆婆的冷言冷语、家庭的经济压力等，情况越来越恶劣，小真终于崩溃。

小真在年幼受虐的成长过程中会形成一种内在病态的客体关系模式，因而冷酷无情、酗酒、有暴力倾向的男人会成为吸引她的对象。父母的行为对幼儿的人格及客体关系的形成很重要。小真在情感上是爱父亲的，但得到的却是父亲的冷漠情感、恶言相向，甚至遗弃 (计划卖掉她)；这样的男人，以她幼小的心灵只会否认爸爸不爱她的事实，同时更努力去爱爸爸，将过错揽在自己身上，甚至长大之后，此类型的男人亦成为她心仪的对象。小真本人不易察觉到这种情形，但事实上她与丈夫的关系却类似与父亲的关系，此即受她自幼形成的内在病态的客体关系之影响，使其与丈夫的不良关系周而复始，一再重蹈覆辙。

建立自尊，才能拥有健康的人际关系

临床研究指出，重郁症患者第一次发作后有百分之五十至六十会第二次发作，若一个患者先有轻郁症，再发生重郁症，则较易再发作，故需要持续性的追踪治疗。

一个人对自己生活事件的叙述，与其潜意识活动过程中内在的意图是不会完全相同的，治疗者要让患者真实了解内在的自己，勇敢面对所有阴暗面。而要改变小真与他人"虐待—被虐待"的关系，唯有从建立坚强的自尊及自我着手。小真脆弱的自体可以从得到治疗者同理性倾听来调节，亦可从与治疗者的互动关系中发生移情作用，再经由治疗者对她的深入了解来对她的病态客体关系加以诠释，使其能真正了解自我，重新面对过去，进而获得成长。小真一路走来，为家庭做了许多牺牲，但却得不到应有的回馈。人际关系应是平等的，唯有在建立自尊后，才能了解怎样做才是健康的付出；也唯有健康的爱，才能让自己与亲爱的人有良好的互动及成长。

06

黑夜迷路的小孩

——李芳的故事

黑夜迷路的小孩啊，

站在七里香的围篱旁，

被花香骗了，

被月光骗了，

被自己骗了。

你的家不在幽深的梦中，

小孩啊，你的家——

在明日太阳升起的东方。

我在一个以协助儿童为主的协会上班，经常要接触一些身心受苦的孩子：有来自单亲家庭被离婚父母"踢皮球"遗弃的；有父母双亡、亲友漠视不管的；有曾经被虐待、被性侵害，罹患生理恶疾、精神疾患的……

有时我紧握他们稚嫩的双手，真心想把我的丝丝暖意传递给那些冰冷掌心，虽然我知道自己薄弱的力量不能改变孩子们的命运。

我怜惜着他们，下意识也在怜惜着遥远记忆中，一个在黑夜里迷路的小孩，一个曾经找不到方向、走了许多错路的小孩——我。

变形的童年

如果记忆有窗口，好些年来，我望出去的那方景色，总是灰蒙蒙的，看不到蓝天绿地，看不到蝶飞燕舞。

那个窗口总定格在我四岁的时候。

依稀记得房间的水泥壁上，错落参差地挂着一些玻璃相框，阳光从墙上的小窗子投映在相框的玻璃面上，我的视觉因着那闪亮不定的反射光而变得模糊。

最清楚的是一个男子的性器官，突兀地占据着记忆画面的正中央，以霸气的姿态挥之不去。

而确定的是，那个男子是我的堂哥，还是个高中生，他哄着说要讲故事给我听，在床上讲故事……

有些记忆是失落的，事情本身被切割得支离破碎，很难拼凑全貌。但"感觉"就这么长住在生命深处，像个隐形的敌军，常出其不意地跳出来狙击我。

还记得有一次我去参加培训课程，有一堂课谈到曾经遭受性侵害的儿童可能会有的一些身心障碍。讲师在台上每讲到一项，我就哭一遍。我不敢哭出声，紧咬着下唇，让泪水无声地顺着脸颊流下来。

印象中，有一次，我触摸到自己的阴唇，好像两边大小不一样，我浑身发毛，突然想：是不是因为我不当的行为导致生殖器官的病变？

接着我又发现乳房布满一个个硬块。我请一位同班同学替我摸摸看，她还因此跑去跟其他的同学说我很奇怪，有点不大正常。

我不敢向老师求助，就回家告诉妈妈，求她带我到医院看医生。妈妈说：这要看妇科才行，但哪有这么小的女孩看妇科的，到时候要被检查身体，很丢脸的。

我好害怕，好无助。性和死亡，是我小学时期的两个阴影，即使在新年，孩子们最期待穿新衣、拿红包的好日子，我也瑟缩在暗处，担忧"年"的怪兽会把我带走，只因为我是个有罪的、不洁的坏女孩。

饱受惊吓、疑惑、冲突等内在情绪折磨的童年经验，是我日后罹患抑郁症的原因。当时父母也处在关系混乱的时期，没有人关注这个小女孩正活在一个如此晦暗的世界里。

被诊断为精神分裂症

大学毕业后，我考进一家儿童才艺教育连锁机构。虽然待遇不是很高，但我很重视这第一份工作。尤其面对孩子们可爱无邪的笑脸，像是洁净的甘泉，清洗掉我心中的陈年旧垢。

但过度把心力专注在工作上，又造成我另一个压力的根源。我担任的职务负责的是课程编排、班级管理、宣传公关等几项不同性质的工作，一个人被当两三个人用。对一个刚踏出校门的新人，正面来说，是受重用、能有学习机会；可惜自己不懂得调适、自我要求太高，一心只想追求成果，好让老板肯定我的表现。我几乎是倾尽所有，全力以赴。

毕竟太年轻了，我跌入老板以低薪榨取员工心力和劳力的陷阱中，只要他一个点头、一个微笑，我就更卖命工作。到后来我疲累到身心耗竭的程度，在一次会议中，老板将一个新的企划案交给我处理，我看到那一大摞超过我体力和能力范围的任务，脑袋"轰"的一声，好像在瞬间被炸碎了。

那天我回到家里，全身僵硬、紧绷，我告诉家人自己快要窒息了，头部好涨、好痛。

家人吓了一跳，以为我受到什么惊吓。一位亲戚知道以"神迹治疗"为主的教会，就带我去那里寻求帮助。里头有位辅导员声称可以治疗我，要我坦白自己的问题。于是我把深藏心底的秘密向他倾诉，以为会得到关怀、安慰和指导，没想到他很严肃地告诉我，我犯了奸淫罪，才会被邪灵乘虚而入。

这种说法正好直捣我的弱处，我全然接受了它。当我再次抬头看到十字架时，耶稣的脸变成横眉怒目，很生气的样子。而周围每个人的脸也都变得十分狰狞，就好像神鬼电影中的奇幻镜头。

我心里的恐惧感升高到极点，整个人都呆滞了。弟弟赶来接我回家。半路上我全身抽搐、脸色苍白，妈妈见状立刻叫弟弟转送我到医院精神科挂急诊。

精神科医生让我吃一种药，吃得我眼睛几乎快睁不开，眼皮十分沉重。旁边一床是一个言行举止很怪异的病人，他凑过脸来对我说："你第一次来？那我告诉你，以后你会常常来！"

我好害怕，心想怎么把自己搞成这个样子？我让妈妈和弟弟为我操心，尤其妈妈一向比我还软弱，我要照顾她，我是妈妈的支柱，我没有生病的权利。我一定要好起来！我绝不要常常来这种地方。

在精神科急诊病房住了三天，医生给我的诊断是"精神分裂症"，我根本不知道这是一个多么严重的病名。

这样的诊断如今回想起来，当然流于草率，只凭三天的急性情绪失调，就判断一个人是精神分裂，开那么重的药，如果不是我那"好起来"的意念如此强烈的话，也许就被病名套牢，永不得超生了。

出院后，我整个人瘦了一圈，眼眶黑黑的，就像是大病一场，爸妈不准我去任何教会，虽然后来那个教会派人来说明："你们的女儿并没有被邪灵附身，只是差一点点而已。"

曾经，我为此向上帝祷告，请求他的赦免。如今，因为我的缘故，我们全家人都不肯信主了。我心中是有上帝的，我不认同的是神迹治疗的教派罢了。

第一次发病后，我无法上班而辞职在家，天天担心自己怎么还没好起来。

这半年的时间，爸妈的朋友把我介绍给另一家教会，因为里头有一位长老是精神科医生，妈妈希望他能帮助我，就让我回到教会。这是传统主流教派，以读经、讲道为主。他们派给我一个工作，每天早上六点钟就要起床，从打扫做起，兼做一些文书整理。工作虽然没有创意和挑战性，但使我的生活作息正常，压力大为解除，整个人的身心状况逐渐康复。

那半年间，有时我会问自己："怎么回事？"没有人能够给我一个合理的答案，虽然爸妈认为我只是被教会那位治疗者的言论惊吓过度了，但是医生给予"精神分裂症"的诊断，成为我下意识想撕去的标签；于是我从"性器官的困惑"转为"心理疾病的迷惘"，常常想：我是不是精神病人？我疯了吗？

对精神医学知识的不足使我又迷路了，不知道自己在哪里，不相信自己的感知和思考，不肯定自己的存在和真实，精神上形成一个很大的黑洞。

有一段时间，每当脑子里出现一些比较复杂、深奥的想法，我会立刻惊恐地制止自己再想，并对自己呐喊着："我不要发疯！"虽然我在大学修过心理、辅导之类的课程，但仅限于一些艰涩的学术理论。对于精神医学的神秘和权威，我就像是对宗教一样无知和敬畏。

我错过了处理那些在成长过程中所累积的心理问题的重要时机。那次的情绪爆发好像一场大火，及时扑灭后，仍然留下一个埋在灰烬底下的火种，藏在心灵深处。

再度住进精神科病房

如果我真的是精神分裂症，那么半年的复健显然是成功的，我又可以回到正常的生活轨道，表面上没有留下任何生病的痕迹。

弟弟有一位住在台中的老同学，知道我正在找工作，他说中部有几个县市都在招考小学代课老师，要我去试试看。我一听就被吸引住，不知为什么自己一直有一股想要亲近小孩的热情。

考上之后，上司派我到一所乡下小学服务，校长看我年

188

轻有朝气，我一报到，就要我担任音乐科老师，并兼训练乐队、合唱团、舞蹈队等工作。这并非我的专长，我的钢琴程度顶多弹弹简单的儿歌，舞蹈才艺也只是跳跳一般土风舞罢了。

看到老校长脸上殷切期望的表情，我说不出拒绝的话，长期低自尊、低自我评价的我，无法克服的就是想要"牺牲"和"讨好"的部分。

接下这"五项全能"的教职，又是另一个噩梦的开端。

我仍然采取惯用的病态方式，一头栽进追求成就感的迷思中，忘我地卖力演出。风沙滚滚的操场上，每天可以看到我站在一群显得躁动不安的小学生中，声嘶力竭地要他们做出整齐划一的舞步。没有舞蹈基础的孩子，常为了一个我不满意的动作，被我留一两个小时反复操练，直到别的班级要上体育课，来向我商量让出场地。

下班时间，我还得留在学校训练乐队和合唱团，每回音乐教室里传出零落不成调的吹奏声、敲击声，常惹得大办公室值班的老师跑过来抗议。

有的同事偶尔会好心地劝我："算了！李老师！不用太认真，牛牵到哪里都是牛，何必把自己搞得那么辛苦，上面也不会给你加薪。学生在学校留太晚，万一回家路上出事，你可要负责的。划不来啦！"

一天晚上，我放录音带听乐曲，想要设计一个最完美的舞蹈比赛结束队形。打算将三个小圈圈合成一朵大大的梅花队形，在计算变换队形所需要的节拍数时，时间老是没办法抓准，来不及排成最后的梅花。

我一方面怨责自己能力不够，一方面又不认输，非得克服技术上的困难不可……我一遍又一遍地听同一段舞曲，在纸上画了一张又一张的队形。

整晚不吃又熬通宵之后，我的血糖下降、呼吸困难、手脚发麻……终于又把自己累倒了。我又哭又叫，情绪十分激动。房东见状急忙将我送到附近小诊所，打了点滴之后仍然无法平静下来，赶来照顾的同事将我送到台中市的大医院急诊室观察，直到弟弟赶来将我接回台北。

回台北后，又被送进第一次就诊的精神科，因我一直大喊大叫、手舞足蹈，很像精神病的症状，加上原来的病历诊断是精神分裂，医生们就朝这个方向治疗，仍然给我吃药量很重的抗精神病药物。吃得我整个人头昏沉沉的，四肢无力，双眼睁不开，头也抬不起来。

这一次我开始觉得不对劲，我想反驳，就和家人一分钟一分钟地回忆我发病时的意识状态。

从在台中凌晨发作，送到台中医院，直到回到台北，住进这家医院急诊室的过程，我其实都很清楚细节，包括我的哭喊、挥舞，虽然不是故意或假装，但我知道自己是在宣泄一种巨大的能量，那是类似快要爆炸的情绪，我无法克制，也不想控制。

但是，有一个片刻却完全失去记忆。弟弟说我跪下来祷告约半分钟，我却没有一点印象。我心里好着急，努力回忆它，最后还是诚实地面对那关键的半分钟，我认了。医生曾经告诉弟弟，只要我的记忆有片刻的空白，就证实是精神分裂症了。我不懂是否有其他可能，医生是专业人士，我没有质疑的余地，如果坚持"我没疯！我没疯"，那更会被认定是没有病识感。当时我又退一步想：就算是精神分裂症，我只要有"好起来"的决心，相信有一天也能摆脱这个病名。

医生建议家人让我住院一段时间接受治疗。那时我的情绪已平静下来，理性地接受这个安排。我想：住院可以帮助我弄清楚，自己究竟是不是精神分裂症？

病房奇景

住进精神科病房，我像是一个观察家，抽离在外欣赏这个奇异世界。这是个封闭式的隔离病房，大都是病情严重的患者，有重郁症者整天不吃不喝躺在床上，形同木头人；有精神分裂症者老是独自喃喃自语，不理任何人；有狂躁症者不时找病友麻烦，像一只斗鸡。

一位有妄想症的中年妇女总是神秘兮兮地告诉我："我出院后就要嫁给美国总统克林顿，美国政府会用专机来接我。"还有一位不知名的年轻病友在浴室用私藏的刮胡刀片割腕，被送到加护病房关了起来。

有一次我睡到半夜，突然醒来睁眼一看，有一个男子上半身脱光，在我床前拍拍我的肩膀，嘴里喃喃地念着："早死早超生，安心去吧！"

我虽然吓了一大跳，但也不是真的那么害怕。和他们相处几天下来，我反而会想象，如果能像他们完全失去现实感，活在另外一个原始的世界，不也就不必再承受凡人的痛苦和压力吗？常看一些电影或戏剧描述遭受重大打击的人，精神崩溃了、变疯了，原来这也是人类生存的本能，有些巨大的痛苦超过人类所能承载的极限，如果不是疯了，就会心脏碎裂而死去吧？

病房的医生和护士把大伙儿当成小孩子一样，有时我故意疯言疯语的，他们也不会生气，我想：这算是生病的一种利益吗？

护士要我们排队领药吃，看着我们把嘴巴张开，药吞下去了才准离开。道高一尺，魔高一丈，我看到有病友将药丸放进嘴里，拿起杯子喝水时就顺便吐在杯子里，护士只知检查嘴巴，不知检查杯子，他回房间后再将杯中的水和药丸一起倒进马桶里用水冲走。

我目瞪口呆地看着这一幕，想到自己为什么不认真和医生讨论、重新审慎诊断？自己是否下意识躲在精神病的羽翼下，暂时逃开外面现实生活的压力？

就像那位病友虽也是精神分裂症患者，但是和我谈话中，不经意流露出某种深层的人生智慧，眼神里的一抹忧愁不知藏着多少心事。我忍不住猜测，他是否将这里当成回归人性原我、卸掉人间包袱的避风港？到底是真是假、是癫是痴，也只有他自己清楚了。

决心找出问题根源

一个月后出院，我不敢回去上班，爸爸说放弃太可惜，将来说不定有机会成为正式的老师，这是一个有终身保障的铁饭碗。我哭着求爸爸，我的能力不够，不要当老师，如果继续下去，一定又会发病。

我亲自回小学提出辞呈时，校长没有多说什么，甚至不敢正视我的眼睛。踏出办公室时，我隐约听到几位同事窃窃私语："真可怜，年纪轻轻就得精神病，真看不出来。还好没有发作起来伤害到学生……"

我并不怪他们，多数人对精神科的疾病本来就一知半解。

回到台北，为了找出自己的问题根源，我接受医院安排的一对一心理咨询。对方是个女临床心理治疗师，我们约定一个星期会谈一次，每次一个小时。

她给予我足够的心理支持，尤其谈到童年被性侵害的创伤，她引导我去补回失落的记忆，认知那种被伤害的愤怒。在她的建议下，我还去妇产科检查，证明阴唇大小不同是人体结构的正常现象，并不是病变。

因为事发时我才四岁，对方侵犯了我身体私密的地方，在我幼小的心灵中，完全没有"性"的概念，但它意味着安全感被剥夺，导致我对自己的身体失去信心。

诡异的是：焦点都在性生理器官上，为什么胸部有硬块？为什么阴唇两边大小不同？

虑病的终点，是对"生命不能掌握"的恐惧。

在心理治疗过程中，我曾从最深处进裂一声怒吼："我恨你！你这个人渣。"

这个堂哥，四十岁才结婚，婚礼那天我不得不去参加他的喜宴，看到他挽着新娘的手，一脸得意的笑。当时我心里冷冷地想："你还笑得出来！我的大半人生都被你毁了，你居然还笑得出来。"

因为家族亲情的微妙关系，我从来没有去澄清、追究此事。心理治疗为我提供了不必面对面直接冲突的处理方式。"你该死！你是个不要脸的大混蛋！"我狠狠地咒骂他，替二十几年前那个四岁的小女孩出气。

我多么心疼她呀！从那时起她就活在又湿又暗的梦魇中，好像一个在黑夜迷路的小孩，困惑，无助，找不到通往阳光的路。

我的心理治疗师还以正向的态度，帮助我去除内在的强烈罪恶感。她让我感到即使我曾有过一段荒唐岁月，也无损于我的自尊。她轻松地说，年轻人对"性"的好奇是人类的天性。

那种全然的接纳和理解，奇迹似的替我打开了一个死结。

但是，心里那种莫名的忧郁情绪仍然顽强地盘踞着，全身紧绷、僵硬的生理现象也没有太大改善。

心理治疗师察觉我的问题不只是童年创伤，于是转移话题，不断挖掘我的成长背景和历程，把整个家族摊开来检视一番。

她急于要切入新的核心问题，但是我才刚从前面一个问题走出来，身心仍然处在虚弱的状态，并没有准备好接受这样的方式。她的直接使我痛到透不过气来，痛到仿佛连一秒钟都快要活不下去了。

那种痛就像用刀把紧紧相连的骨肉剥离一样。

我知道，与爸妈的纠缠太深（尤其是和妈妈），这是我的另一堂人生功课。

我是妈妈的情绪配偶

爸爸大妈妈将近二十岁，他们没有正式结婚，因为爸爸另外有一个合法的妻子和两个儿子，就住在我们家隔壁巷子。每次爸爸回到那边的家，妈妈就面无笑容，绷着脸坐在床头不煮饭、不说话，有时拿点钱打发我去买点面食，给弟弟妹妹填饱肚子，免得他们吵闹不休。

从小我就特别敏感，每回妈妈叫我买东西时，我几乎都是跑着出去，跑着回来，一颗心悬在半空中，就怕妈妈在家会出事。

妈妈是个很情绪化的人，她只要一跟爸爸生气，家里的气氛就会掉入乌云密布的状态；但是，她和爸爸情深爱浓的时刻，并不在我们面前呈现，都只让我看到那紧张、对峙的一面。

"我头痛！不要吵我！"

"我快呼吸不到空气了，快把窗户打开！"

"去叫你爸爸回来，我全身没力气，心跳得好快……"

这是她常常挂在嘴边的台词。等我长大后，慢慢发现这是妈妈下意识拿来控制爸爸的武器，一种情绪勒索。

小时候并不懂其中的微妙，我就像屋顶上那个风向标，身不由己地随着风的方向而转动，妈妈操纵了爸爸，同时也操纵了我，不自知地。

有时不管我是不是听得懂，妈妈会要我坐在她身边，听她诉说一长串哀怨的往事。

"如果早知道你爸爸有妻子，打死我也不要跟他在一起。那时候我多年轻呀！才十八岁就被你爸爸骗了。他根本不在意我，他眼里只有那一边。女儿啊！我不是没有人爱，就算现在生了你们三个孩子，走出去还是有人追呀！

我守在这里有什么指望……"

她一边说一边哭，我好像也走进母亲的灵魂中，和她一起受苦，掉入无底的深渊中。我的心凄凄切切、幽幽怨怨，分不清滴落在被褥上的泪水是母亲的，还是我的。

爸爸的大老婆虽然默认他在外面有小老婆的事实，甚至爸爸几乎都住在我们家，她也不吵不闹，似乎已然接受被丈夫长期冷落的命运，但她一直都郁郁寡欢。

在我念高中那一年，她就因为乳腺癌过世了。两个儿子（大哥、二哥）搬过来和我们同住。妈妈表面上对他俩很客气，心里却有个疙瘩，不知是对他们妈妈早逝的歉疚感，还是对他俩分享丈夫之爱的嫉妒感。她常常显得很不快乐。大家都看她的脸色过日子，尤其全家人一起吃晚饭的时候，餐桌气氛凝重到令人窒息。我常低头端着一碗饭，眼角偷瞄着妈妈冰冷的脸，生怕她会突然翻脸和爸爸吵起来。我想，也许这是我长期肠胃不适的原因之一吧。

几年后，同父异母的兄长各自成了家搬出去住，爸爸似乎在补偿内心对两个儿子的亏欠，付出大笔钱为他们各买了一栋房子。

妈妈心理不平衡，常叫爸爸也设法买一栋房子给弟弟，爸爸口头上答应等弟弟满二十岁时再买，但店里的生意走下坡路，事实上，他已经力不从心了。

爸妈两人之间的爱恨纠缠，我无法介入，也看不懂。爸爸心情不好就往外面躲，这时我就成了妈妈的情绪配偶，被她抓住不放。属于自己的少女情愁不但不能向妈妈倾诉，反过来要负载她的问题，有时我觉得自己倒像个小母亲，照顾着眼前这个蹙眉捧心的柔弱怨妇。

直到我两次发病，妈妈的母爱才呈现出来，但也不知为什么，我无法心安理得地承受她的爱，只要她对我好一些或是看到她为我担心，我就会有罪恶感。或许，是因为她常常说：如果不是发现已经怀了孕，有了我这个小生命，她也就不必跟着爸爸一辈子了。

对一个才大我十八岁的妈妈，我生命的根与她盘根错节。心理治疗的"痛"是来自我的"抗拒"，而我的"抗拒"是由于我似乎害怕那种别离。即使我讨厌和妈妈之间过度的连接，但又习惯它。这种连接因为熟悉而变得理所当然。

我和心理治疗师的会谈持续了半年，遇到了这个瓶颈后，我主动结束了治疗。临走前我慎重地问她：

"请你坦白告诉我，我是精神分裂症吗？"

她犹豫了一下，回答我："应该不是，你是一种长期情绪低落。"

"长期情绪低落"听起来比较像是一种症状，而不是病名。后来我特地到书店买了好几本有关精神疾患类的书，自我诊断是"慢性轻郁症"，我为自己找到这个听起来还不太糟的病名，也就安心了。

离开原生家庭，走入婚姻

后来我找了一个新的工作，打起精神重新出发，有了前两次发病经验，我学习用比较轻松的态度面对工作。

就在身心逐渐恢复平衡的时候，我认识了我的丈夫。他向我求婚时，我坦白地告诉他："你要想清楚，我不是处女，而且我曾经看过精神科，住过院，我有心理问题。"

他哈哈一笑："这时代还介意那个就太落伍了。而且告诉你，我的心理问题比你严重，我觉得自己有'失败恐惧症'，我做每件事都只许成功，不许失败。所以，如果我向你求婚不成功，我一定会发病！"

牛高马大的他，性格开朗幽默，交往的那段时间带给我不少欢笑。而且他的脑筋反应很快，能透视我的想法和情绪，有本事逗得我破涕为笑，我们常在电话中聊上三个小时也不厌倦，惹得爸爸上楼来偷听，不懂为什么我们有那么多话可以说。

恋爱七个月，是我人生中最甜蜜、最快乐的时光。没想到结了婚，去度蜜月，他却立刻给了我最伤心、最失望的一个星期。

我们到南部垦丁公园度蜜月，早上我兴致勃勃要去浮潜，他叫我跟别人去；晚上我想去看星星，他说他要躺在床上看电视。白天我要他陪我去公园走走、放风筝，他说外面风太大："不如你自己去买些零食回来旅馆，边看书边吃零食，是'打发时间'的好方法。"

这是一生只有一次的蜜月旅行，却被他弄成必须用"打发时间"来熬过。他好像几百年没上过床了，七天他几乎都在床上，只是睡觉。

一个星期他睡了六天，鼾声贯穿天花板，余音还绕梁三日。后来我才知道结婚前他忙了两三个月筹备新成立的贸易公司，每天睡不到四个小时，所以他急着跟我求婚，好放自己婚假，利用度蜜月的时间睡大头觉、补充体力。听了这种说法，真令我哭笑不得。

这样品质低劣的蜜月旅行令我大失所望，一开始就折损了我对婚姻的美丽憧憬。自己也发现，婚姻并不是疗伤止痛、救赎灵魂的良药，有时，甚至只是从一个问题逃到另外一个问题。原生家庭的核心功课未完成，我又要面对新的功课。

婚后他从我的最佳开心果、私人专用咨询辅导师，摇身一变成为我的克星、致命伤。

他们家都是有话直说、有屁就放的互动方式，彼此没有什么纠葛的情绪。家族舞步是节奏明快的探戈。我们家长期以来都是悲剧大公演，爱恨情仇千缠万绕，剪不断、理还乱。

我带着忧郁型人格特质嫁到他家，好像自动报名演出小媳妇的角色，一上场气势就矮人一截。我越是忍气吞声，婆婆越是得理不饶人。

丈夫需要大量资金投注在公司的经营上，所赚的钱不但不能拿回来，我的一点积蓄也全部奉献给他。我每个月薪水三万元要负责全家的生活开支。因住在婆婆买的房子里，她不知我们夫妻的财务状况，告诉亲戚我们占她便宜，我只好每月给她房租，她还说我坐享其成，嫁来这个家当公司的老板娘，我真是有苦说不出。丈夫自己跟母亲相处也有问题，碰面讲不到几句话，简单扼要，绝不谈心事或感觉。娶了我回来，正好可以挡在他和母亲中间，他更可以逃避母子的接触。

生了儿子后，婆婆不愿意带孩子，我又不想失去工作，儿子送给保姆带，家计负担更是加重。

我的情绪总是处在低落状态，常半夜哭醒，哭到心都痛了。丈夫翻个身照睡不误，隔天问他："为什么不关心我？"他简单地回答："你自己爱生气、爱哭，我有什么办法？"

从小，哭泣就是我表达情绪的一种方式，多数时候我都是躲起来哭。在我们家，是不容许孩子当众掉泪的，因为妈妈很神经质，容易紧张。我从小就学会以一种乖巧、温驯、平静的包装来抚慰妈妈。

结婚后，以为丈夫是我可以放心呈现真实情绪的伴侣，没想到他那种"抑郁症克星"的性格，完全拒绝别人的情绪和感觉，他对自己的母亲和我都是采取一种高墙隔离、界限分明的方式。

几年后，丈夫的公司出了很多问题，濒临倒闭的命运，看他一直挖东墙补西墙，我无能为力，只能在一旁干着急，他又不准我告诉婆婆，害我得独自忍受她的冷言冷语，有一阵子变得不敢回家看她的脸色，自己带着孩子在外面闲逛，常有一种"何处是我家"的失落感。

那时我的娘家也处在愁云惨雾当中。为了经济问题，爸爸和妈妈有一次激烈争吵，第二天爸爸不吭一声带着几件随身衣物就离家出走，两个月毫无音讯。

只要我一回娘家，妈妈就抓住我宣泄情绪，不停地抱怨、哭泣，我觉得自己脑子里的每一条神经都像是拉紧的弓弦，随时会"咻"的一声，把我所有的思考和感觉发射出去。我虽然害怕，但也期待自己化成一个麻木不仁的躯体，没有感情、没有知觉的木头人。

经过那次进行了一半的心理治疗，我清楚地看到自己为了妈妈所承受的心理压力。记得在我高一时，有一次家里的房子烧了起来，妈妈受了很大的惊吓，日后只要见到火，即使只是小小的烛火，她就会歇斯底里，一下子说心绞痛，一下子说头痛，严重时走路要人扶。常常哭闹着说她快要死了，要送急诊。但她不看精神科，只是到处找偏方，花了很多冤枉钱。一直到我婚后，自己经济状况也不大好，仍然要常常塞钱给她，以博得她短暂的笑容。

爸爸离家两个月后的一天晚上，弟弟打电话叫我赶快回娘家一趟，我匆匆忙忙回到家，看到爸爸浑身是血、剃一个大光头、衣衫褴褛、失魂落魄的狼狈样子。

原来他为了跟妈妈赌一口气，居然跑到赌场把所有积蓄押上去，孤注一掷，打算赢钱为弟弟买一栋房子。没想到身上的钱全部输光还欠了许多债，他想自杀一了百了，被好心人发现而救活了。

妈妈看到爸爸捡回一条命，真是恍如隔世。一方面却又气又恨，一下子怒火攻心，差点昏了过去，躺在沙发上哀凄地哭了起来。

我站在客厅里，看着弟妹、舅舅手忙脚乱地照顾爸爸和妈妈，好像隔着玻璃看一幕哑剧，我的耳朵听不清他们说些什么，脑子一片空白。我的思考和感觉真的在瞬间发射出去了，居然从心底生出一丝奇异的轻松感。

我知道，我没有力气再承担了。

这是第一次我和妈妈的情绪分离，我必须回婆家面对自己的问题——很现实的经济问题。

正式被诊断为抑郁症

有一次我听到一位同事向别人说："不要找李芳逛街，她反正都是光看不买。"

一种自怜、自卑的感觉油然而生，我开始不敢和同事接触，整天躲在自己的世界，默默咀嚼那种被轻视、被排斥的苦涩滋味。

"李芳，你最近怎么魂不守舍的，一张公文打错这么多字？"当主管将公文纸丢在我面前时，我察觉到身体内那逐渐高涨的负面能量。

头痛，全身又酸又麻，呼吸不顺畅，走起路来好像脚不着地。上菜市场买菜时，会突然呆在原地，不知道自己到底要买些什么菜，有时买了菜忘了找钱，有时把标价的牌子"两把二十五元"带走，菜却没有拿走。

一感冒就是几个星期好不了，身体非常没有抵抗力。夜晚躺在床上噩梦连连，一醒来才知道汗湿枕被，再也睡不着。

我担心会不会第三次住院，自动到精神科找医生，他仔细聆听我的症状后说："你这是精神官能性的抑郁症，不是很严重，但要吃一段时间的药。"外面候诊的病人很多，他没有办法多说什么，我甚至还没走出去，下一个病人就径自打开门探头进来。

在门诊外面的书报架上，我看到爱心会会刊，很快地从第一页读到最后一页，病友们的心路历程使我动容，我也决定试试看爱心会所推广的团体心理治疗。

我选择离家较近的某家大医院精神科，第一次看到主持团体心理治疗的医生，就有一种信赖感，他也认为我属于轻郁症。他那温文儒雅、亲切关怀的态度像一个多年的好朋友听我诉苦，我觉得自己不是来治病，而是来上心灵成长课程。

相较于前两次的急性发作，这次我对自己情绪变化的"觉察力"大有进步，懂得及早寻求帮助，不让病症继续扩大或恶化。而且遇到能尊重病人的好医生，增强了我的自尊和自信，第一次从团体治疗回来，我就感到正向的能量一点一滴地从生命里涌出。

当然，现实生活的压力并没有消失，治疗的目标取向是要我们能在现实世界活下去。团体治疗医生不会让我们的情绪过度泛滥，他会让我们疏解情绪之后，进一步认知负面情绪背后的谬误，才能找到更有效的方法去应对人生的各种难题。

本来我是个很重视成就感的人，连上团体治疗课，每次发言也会期待有人给我掌声和肯定。后来慢慢体会到别人的回馈只是个涟漪，重要的是我投的那颗石子。

拿掉对别人的期待后，我才能够更真实地表达自己、接触自己。我看到自己的问题就是不懂得保护自己。四岁时被性侵害似乎使我对"人我的界限"产生困惑。我轻易让别人进入我的界限里头，掠夺我的自主权。任由别人来否定我，或者控制我。以为那是他们的"爱"，其实那是他们的"操纵"。

团体治疗的过程并没有深层的心理解析，但提供一种很安全、温暖的情境。在这里，我的脆弱不会被鄙视、我的错误不会被攻击，我自然流露内心的情感，有时哭，有时笑。情绪掉下来时，团体伸出手扶持我；有进步时，团体回应着欣赏和鼓励。我常自我整理、有所领悟后，毫无保留地提出来跟大家分享，总会看到医生和社工师在前面含笑点头，医生的话不多，但我能接收到他那超越言语的理解。

团体治疗后发表毕业感言时，我说出内心的感动和感触，除了接受所有成员给予我非常热烈的掌声，这一次我给了自己更响亮的喝彩。

学习接受人世间的不圆满

药物和团体治疗使我的抑郁症很快地控制下来，直到完全康复。团体治疗结束那天，我带着大伙儿的祝福离开，我没有立刻回家，而是走进街角的小咖啡屋，坐在一个小角落，拿出我的笔记本写出当下的感受，我陪伴着自己，听到自己的声音，也知道自己在哪里。

"我不再是那个黑夜迷路的小孩，因为我已经找到自己的方向，就在那太阳升起的东方。"

"我还是爱我的爸妈，但我更明白，我不必为他们承担一切，因为他们有自己的人生、命运，就如同我有自己的人生和命运。"

"我剪断那连接的脐带、剥离那纠结的盘根，重新长出我自己的枝叶和花果，从此我可以只为自己的生命负责。"

"我也不再是那个无力抗拒的四岁小女孩，我已经长大，有能力保护自己。我不必停留在那幽暗的记忆窗口。"

"我可以帮助丈夫，在我的能力范围内。如果做不到，我能向他坦白我的不能。我不再享受扮演一个牺牲者的角色。"

"我不必硬撑，让婆婆误会我给的钱太少。我决定让她知道丈夫的经济状况，她可以选择要不要帮自己的儿子，我也可以选择不再当他们母子之间的夹心板。"

"我不再委曲求全去讨好婆婆，那不代表我不孝顺她、不关心她。当我不觉得委屈或有所压抑时，我才能真心地对她好，这样平等的对待关系才能持久。"

"谁也没有资格狂妄地任意替人定罪，因为这个世界上没有人真正是完美无缺的。我容许自己可以做错，没有犯过错的生命就像一沓从未被写过的稿纸，只是一长串毫无意义的空白格子。"

我写着，写着，感到心头的负担轻松了许多。

生活中依然存在着不如意、不顺利。丈夫关闭了他的公司，欠了一些债，正思考如何重新出发；婆婆还是唠叨挑剔如往昔；娘家父母冷战热战轮番来，妈妈一见到我就倒情绪垃圾；我又换了新工作，是我真正有兴趣的"社工"，即使薪水仍然微薄得仅够生活。

今天我又接了一个受虐儿的个案，他浑身布满被香烟头烫伤的疤痕，我无法忘怀当我伸出双手想抱他时，他猛然后退，那双充满对人的不信任的眼睛……

世间一切一切的人事物并没有多大改变，不同的是我的态度。我会有一些忧伤，每一天都可能有，但我学习接受人世间的不圆满。

专业观点

李芳本身是"社工",目前的情况已改善许多,但从谈话中仍可感觉到,她的自我要求很高、敏感、怕被批评,与他人的互动显得很不自在。

从事协助受虐儿工作,李芳也对自己心理障碍的变化过程展开省思。除了小时候遭堂哥性侵害,李芳在成长过程中得不到一个安全性与包容性的自体意象。她在爱情与性方面也是迷失的,没有爱自己的能力,自然没有爱别人的能力。结婚之后,也因对丈夫了解太少,致使相处上开始出现问题,再加上与婆婆不融洽的关系,一连串如滚雪球般的人际挫折,自然使她心中压力愈来愈大,终至生病。

脆弱自体敌不过现实压力

幼儿的"自我"是否坚强,与其行为表现是否受到父母的镜映作用以及是否有"理想印象"(ideal image)相关。由于母亲与父亲不明确的婚姻关系,李芳从小就没有一个好的男女相处的典范。父亲因为长期身处两个家庭的苦恼、不快乐感,给她一个不良的行为模式。母亲长期焦虑、忧郁,不断抱怨人生,带给她内心深处的不安全感,再加上母亲因本身强烈的分离焦虑而欲控制、依赖女儿,使李芳幼小脆弱的心灵还要扮演假大人的角色，形成一种"薄皮型自恋人格"（thin skinned narcissistic personality）[①]。自幼承受家庭的不安定感，又遭受不幸的性伤害，形成脆弱的自体，因此李芳一直以"假我"生存。

李芳曾因短暂性的急性症状发作而被判定为精神分裂症，这对她原本就脆弱的自信心打击很大。她两次住院均与原始分裂性自体抵挡不住现实压力有关，那种要求完美，追求永远做不到、达不到的虚幻目标所带来的巨大压力，在内心所造成的挤压、撕裂的痛苦，是难以承受的。原始自体若呈分裂状态，承受太大的压力时，就可能会出现短暂性的精神病症状。

《精神障碍诊断与统计手册》（第四版）所使用"轻郁症"的定义，是采取无病因、无理论性的诊断方式，只要表现出来的忧郁情绪较重郁症为轻，又出现食欲不佳或多食、失眠或多眠、低能量或疲倦、低自尊、注意力不能集中或优柔

---

① 自恋人格有两种形态，一种是厚皮型，此类型的人常不知晓他人对他的反应，自大，有成为别人关注焦点的需求，不易感受到别人对他的伤害。另一种则是薄皮型，此类型的人对他人的反应非常敏感，害羞、压抑，逃避别人的注意，在乎他人对自己是否有轻蔑或批评的迹象，容易感到受辱。此两种类型的人格均是"自我障碍"（self disorder），均有脆弱的自体与自尊，只是呈现的形态不同罢了。

寡断、无助感等两种以上的症状，持续两年以上则诊断即可确立。从病症表现来看，李芳的精神障碍在出现短暂性精神症状时，会被怀疑为精神分裂症，而其长期性的无助、悲观、注意力无法集中及失眠等症状表现，则会被诊断为轻郁症。当代的精神药物，包括抗精神病剂、抗抑郁剂等，对精神症状的消除通常会有显著效果。然而，李芳的病症除抑郁症状的表现外，根本上是人格与心理发展障碍的问题，药物虽可消除她的症状，却不能清除她内心因累积过往不良人际经验所带来的痛。因此，对抑郁症患者不只需注意其脑部的生理变化，也应对其成长过程中及现实生活上的社会及心理问题多方了解，才能有全方位的医疗，这也是精神科治疗者需特别加以注意的。

心理治疗过程中会将患者当前的精神困扰与其幼儿时和父母间的互动关系相连接，经由与治疗者之间的关系产生的移情作用而使经验再现。治疗者经由对患者反移情作用，去透视患者内在的不良客体关系与情绪障碍的关联性，再以澄清、面质、诠释的方式，使患者得到自我洞见与察觉，经疏通过程，一步步改正过来。

心理治疗通过与治疗者的互动关系来改变患者过去与生活上重要人物不良互动的影响，它的可贵不只在清除症状，也在于通过治疗过程重新改写不良的内在客体关系模式，这对李芳这类患者是很重要的治疗方式。

从别人眼中看到自己

李芳接受治疗一段时间后，开始参加团体心理治疗，而后在心理上有所领悟，这对李芳来说是很重要的收获。在团体治疗的过程中，患者可以通过成员间相互的学习支持、关怀而使病症得到改善，也可以从中得到人际关系的学习，获得许多认知上的改变，从别人的眼中看清自己，从别人对自己评论的话语中了解自己。法国哲学家萨特指出："我们均是经由别人的眼中认识自己。"在团体中，有如照着多面镜子，可以从各个角度来认识自己。患者在团体中亦会对其他患者产生移情作用，比如在他人身上看到自己的父母、手足或朋友等人的影子，而将其存于内在的客体关系模式投射出来，治疗者即可察觉这种关系而适时加以诠释，患者亦能当场得到修正的机会。这是团体治疗有别于个别治疗的特色。

李芳必须从家庭阴影之下走出自己人生的路，她不再是小孩，而是一个能够在现实生活压力中应对得体的个体，她需要摆脱自己内在存有的"虐待性超我"所给的指责，使自我坚强起来，让"假我"消失，"真我"浮现。

人生本就悲欢苦乐交杂，但若一个人的内心存有太多预埋的地雷，随时会因被误踏而炸开，则必然比别人活得痛苦，真正的精神科治疗不只替人治疗伤痛，更可贵的是要能清除这些预埋的地雷。一旦发觉自己受到精神症状的困扰而不能自处时，应勇于到精神医疗机构就诊，绝不可讳疾忌医、一拖再拖，以免造成更大的伤害。

图书在版编目 (CIP) 数据

战胜抑郁：6位抑郁症患者触动人心的自愈故事 / 蔡香蘋，李文瑄著 . —北京：中国法制出版社，2019.8

ISBN 978-7-5216-0433-7

Ⅰ . ①战⋯　Ⅱ . ①蔡⋯　②李⋯　Ⅲ . ①抑郁症—治疗

Ⅳ . ① R749.405

中国版本图书馆 CIP 数据核字（2019）第 169362 号

原著作名：《快乐是我的奢侈品》
原出版社：心灵工坊文化事业股份有限公司
作者：蔡香蘋、李文瑄

北京市版权局出版境外图书合同登记号　图字：01-2016-0849

中文简体字版 © 2019 年，由中国法制出版社出版。

本书由心灵工坊文化事业股份有限公司正式授权，同意经由凯琳国际文化代理，由中国法制出版社出版中文简体字版本。非经书面同意，不得以任何形式任意重制、转载。

策划编辑：李　佳（amberlee2014@126.com）

责任编辑：李　佳　王　悦　　　　　　　　　　　封面设计：汪要军

战胜抑郁：6位抑郁症患者触动人心的自愈故事

ZHANSHENG YIYU : 6 WEI YIYUZHENG HUANZHE CHUDONG RENXIN DE ZIYU GUSHI

著者 / 蔡香蘋　李文瑄

经销 / 新华书店

印刷 / 三河市紫恒印装有限公司

开本 / 880 毫米 × 1230 毫米　32 开　　　　　印张 / 7.25　字数 / 117 千

版次 / 2019 年 8 月第 1 版　　　　　　　　　2019 年 8 月第 1 次印刷

中国法制出版社出版

书号 ISBN 978-7-5216-0433-7　　　　　　　　　定价：42.00 元

北京西单横二条 2 号　邮政编码 100031　　　　　　传真：010-66031119

网址：http://www.zgfzs.com　　　　　　　　　编辑部电话：010-66053217

市场营销部电话：010-66033393　　　　　　　　邮购部电话：010-66033288

（如有印装质量问题，请与本社印务部联系调换。电话：010-66032926）